insta.sayakaの 毎日作りたくなる! 糖質オフレシピ100

insta.sayaka〈三好さやか〉／
椎名希美［著］
札幌南一条病院［監修］

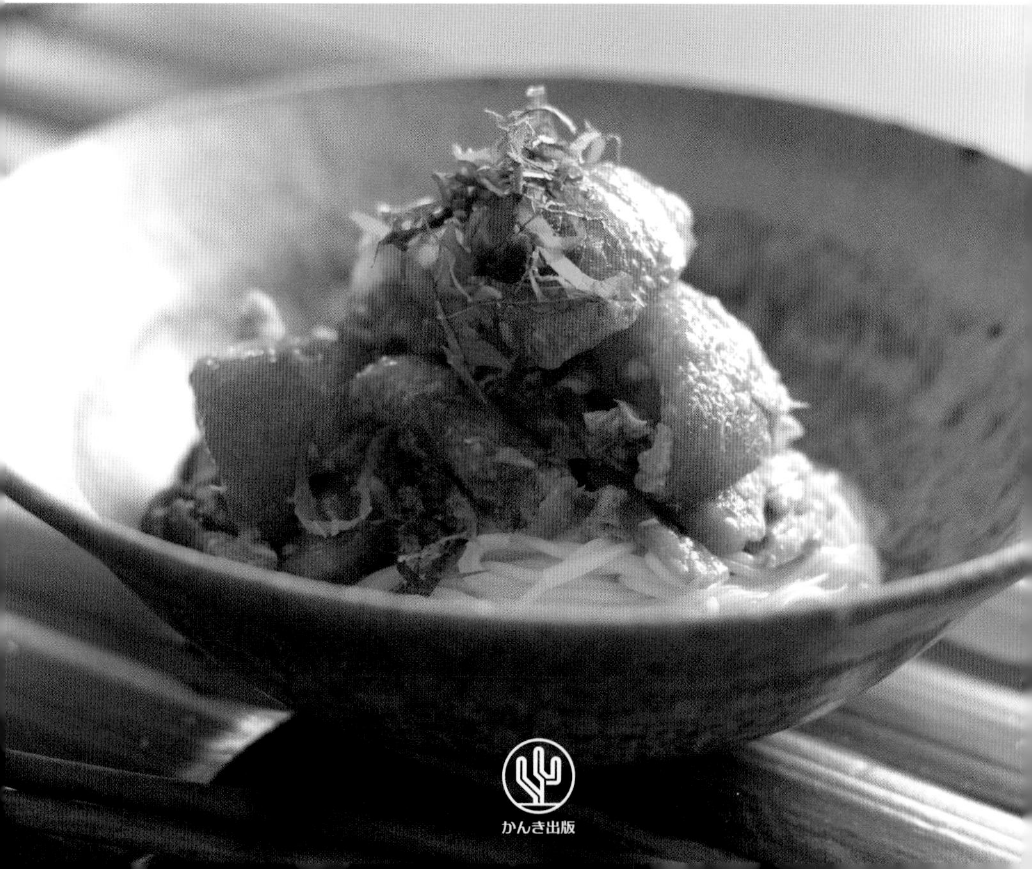

かんき出版

はじめに

糖質オフレシピの本はたくさんあり、簡単に作れる、糖質をかなりカットしたものなど、素晴らしい本もあります。本書も糖質オフレシピの本の1つですが、もっと皆さんのお役に立てればとの願いを込めて、できる限りの工夫を凝らしました。

一番の特徴は、**全レシピに1分動画**をつけたこと。**QRコード**をかざすだけで、スマホなどで調理の流れを1分で知ることができちゃうのです！

本を開きっぱなしにしやすい特殊な製本にもしてあります。料理中は材料一覧などをずっと眺めることも多いでしょうから。このように、使いやすさにとことんこだわりました。

簡単に作れることも大事です。**レンジでチンするだけ、フライパン1つで、**はたまた**ボウルだけで作れる**レシピもあります。**作り置き**可能なものも用意しました。

皆さんお忙しいでしょうから、短時間で作れるようにもしてあります。**約半数のレシピが、なんと5分以内で調理が完了！** 10分以内も多く、9割以上が15分以内です。

家計を圧迫するのも困りますよね。でもご安心を。**1人分で200円以内にしてあり、約9割が100円以内。50円以内という激安メニュー**もございます！

これらの特徴は、アイコンですぐにわかるようにしてあります。

糖質オフで忘れがちなのが、味。糖質オフというと「絶対に痩《や》せるぞ！」「血糖値を下げなきゃ」という考えから禁欲的になりがちで、味は二の次どころか諦めている方も多いようです。簡単に安く作れることも大事ですが、美味しくないと続かないですよね。

そこで、**予約の取れない人気シェフ・高橋まなぶ氏にも、メニュー開発に参加**していただきました。味はもちろん、見た目も大事にしています。私のインスタでもアップしたのですが、「いいね」が1000以上あっという間についてしまうこともよくあることです。

米、パン、麺類など俗に「炭水化物」と呼ばれている主食に、**デザート**。糖質オフの敵とされるこれらのレシピも、本書にはしっかりと載せています。

そして全レシピに、**循環器専門病院**である札幌南一条病院の栄養科の監修が入っています。糖質はいうまでもなく、他の栄養素にも配慮してあります。

どうせなら、史上最高のレシピを作ろう！と頑張って開発したこれらのレシピを私のインスタでもアップしたからか、**フォロワーが32万人以上**にいきました☆

本書ではそんな糖質オフレシピの中でも、**選りすぐりの100品**をご紹介しています。

無理せずラクして作り、美味しく食べて、楽しく糖質オフ生活が続けられれば、著者としてこれ以上の幸せはありません。コロナ太りも、一緒に乗り越えていきましょう！

2020年10月

insta.sayakaこと、三好さやか & 椎名希美（三好の実の妹です）

PART 1 主食
「米・パン・麺類・粉もの」

PART 2 主菜

肉類

PART 3 主菜

魚介類

PART 4 副菜

肉・魚介類・海藻

PART 5 副菜

野菜・果物

PART 6 副菜

『きのこ・豆・穀物・いも類』

PART 7 デザート

本書の見方

材　料

材料はg数がある場合、それが正確な分量。「大さじ」や「cm」による表記が一緒に記載されている場合もあるが、調理を手軽にするために近い値となる分量となっており、完全にg数と一致するとは限らない。

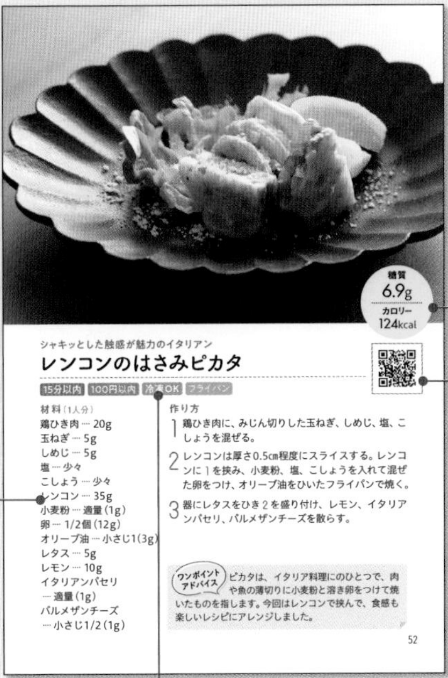

シャキッとした触感が魅力のイタリアン

レンコンのはさみピカタ

糖質 6.9g

カロリー 124kcal

15分以内　100円以内　冷凍OK　フライパン

材料（1人分）

鶏ひき肉 … 20g
玉ねぎ … 5g
しめじ … 5g
塩 … 少々
こしょう … 少々
レンコン … 35g
小麦粉 … 適量（1g）
卵 … 1/2個（12g）
オリーブ油 … 小さじ1（3g）
レタス … 5g
レモン … 10g
イタリアンパセリ … 適量（1g）
パルメザンチーズ … 小さじ1/2（1g）

作り方

1 鶏ひき肉に、みじん切りした玉ねぎ、しめじ、塩、こしょうを混ぜる。

2 レンコンは厚さ0.5cm程度にスライスする。レンコンに1を挟み、小麦粉、塩、こしょうを入れて混ぜた卵をつけ、オリーブ油をひいたフライパンで焼く。

3 器にレタスをひき2を盛り付け、レモン、イタリアンパセリ、パルメザンチーズを散らす。

ワンポイントアドバイス　ピカタは、イタリア料理にのひとつで、肉や魚の薄切りに小麦粉と溶き卵をつけて焼いたものを指します。今回はレンコンで挟んで、食感も楽しいレシピにアレンジしました。

52

糖質／カロリー

1人分の糖質・カロリー。p.138から、全レシピについて、たんぱく質、脂質、カルシウム、食塩相当量など、12項目の栄養成分についても表でまとめている。

動画はコチラから

QRコードから、スマートフォンなどで作り方を1分でまとめた動画が視聴できる。材料の分量はすべてg表記となっているが、(例：「少々」ではなく「0.05g」）本書の分量と同じである。中には、本書では1人分であるのに対し、動画では2人分などで作っている場合もあるが、該当するレシピのQRコードの付近で、その旨を記載している。

アイコン

15分以内　調理時間が15分以内であることを示している。他に、「5分以内」「10分以内」もある。

冷凍OK　調理後に冷凍室で保存できることを示している。つまり、「つくりおき」が可能であるということ。他に、冷蔵保存が可能な「冷蔵OK」もある。

100円以内　1人分の材料費が100円以内であることを示している。他に、「50円以内」「200円以内」もある。

フライパン　温める調理器具としてフライパンだけで済むことを示している。他に、レンジで温めるだけでよい「レンジ」もある。「ボウル」は、ボウルで混ぜたりするだけでOKという意味である。

本書の表記・使い方について

- 大さじは15ml、小さじは5ml、カップは200ml。
- 水について材料に表記がない場合は、基本的に分量外。
- 特に表記がない場合、火加減は中火。
- 電子レンジ、オーブントースターなどは機種によって加熱時間が変わる場合もありますので、様子を見ながら調理してください。
- 野菜類は特に表記がない場合は、洗う、皮をむくなどの作業を済ませてからの手順で解説しています。
- 冷蔵や冷凍ができるレシピの保存期間は、食材の鮮度、冷蔵庫によって変わります。
- インシュリン注射を打っている人、血糖降下剤を服用している人、腎機能が低下している人、妊娠中の人のほか、持病がある人には適さない場合もあります。本書のレシピの使用や糖質オフは、必ず医師に相談の上で行ってください。

糖質は太るだけではない！
老化や病気をも引き起こす恐ろしい物質…

老化に最も影響する物質は糖質だった

誰もがいつまでも、スタイルがよくて若々しくいたいと願っていますよね。

その大敵こそ、糖質。糖質は太る原因はもちろん、老化や病気の原因にもなってしまいます。

老化の原因はこれまで、紫外線や活性酸素やストレスが体内の細胞を攻撃したり、脂質が酸化したりすることだとされてきました。ただ近年の研究をひもとくと、**糖質が原因の「糖化」のほうがはるかに老化の原因になっている**ことがわかりました。

糖化とは、エネルギーとして使われなかった余分な糖が、体内のたんぱく質と結合して、細胞が老化する現象のこと。活性酸素による酸化が「体のサビ」と言われるのに対して、**糖化は「体のコゲ」**とも呼ばれています。

クッキーを焼く時に、こんがりと褐色の焼き色がついていくのも糖化の一種。砂糖が、卵や牛乳のたんぱく質と結びついて変性しているのです。食べ物の場合は食欲をそそる反応ですが、同じことが体の中で起こると困った現象を引き起こしてしまいます。

目、脳、骨をもボロボロにしてしまう

糖化によって肌のハリを保つコラーゲン繊維が破壊されると、肌は弾力を失いシワへとつながります。糖化によって生み出された老廃物が皮膚《ひふ》の細胞に沈着するとシミや黄ばみが増え、透明感が失われてしまうことも。さらには髪《かみ》のたんぱく質が糖化すると、髪のツヤやハリもなくなってしまいます。

外見だけでなく、内部も老化が起きます。糖化によって作られるＡＧＥ（糖化最終生成物）は内臓をはじめとする体内組織に作用することで、動脈硬化を引き起こしたり、白内障、アルツハイマーにも関連性があることがわかっています。骨も弱くなり、骨粗しょう症になってしまうことも。

このように、糖化は「老化」と「病気」の大きな原因となってしまうのです。

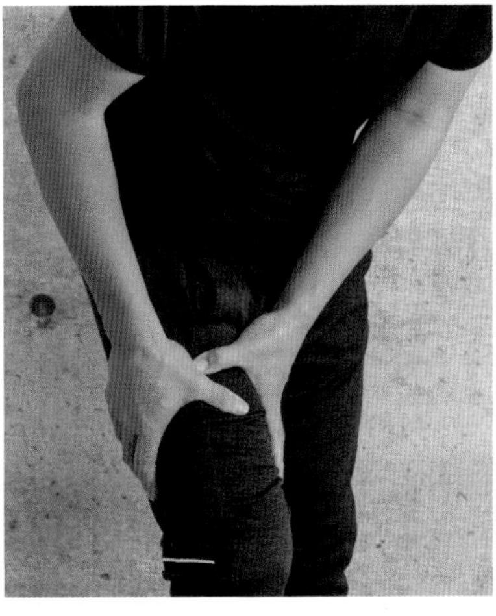

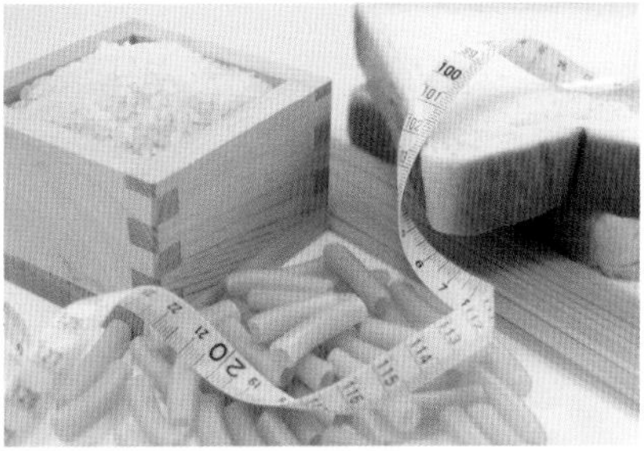

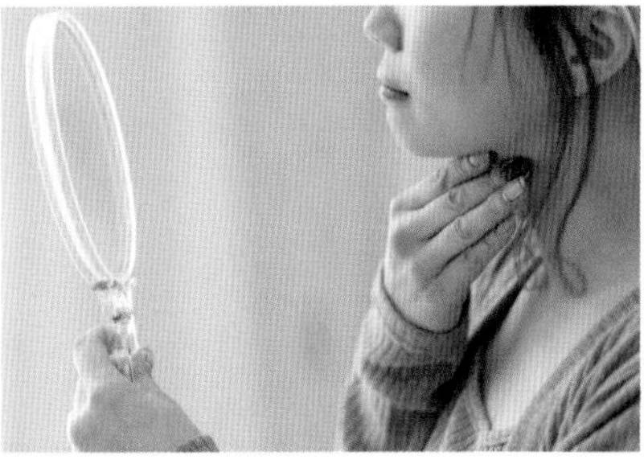

知らないとヤバすぎる…。糖質オフの新常識

✕食べる量を減らす。食べない
○何を食べるか

食べないダイエットを続けると、たんぱく質、食物繊維、ビタミン、ミネラルなどの大事な栄養素が摂れず、**代謝の悪い痩せにくい体**になってしまいます。

さらに、食べる量が少ないと便の硬さが十分に至らず、**便秘**になってまた代謝が落ちます。

量を減らすことよりも、バランスよく適量を食べることが大事なのです！

✕カロリーを控えめにする
○たんぱく質、食物繊維をしっかり摂るようにする

こんにゃくや野菜といった低カロリーのものばかり食べていると、**筋肉が減って代謝が落ち**、かえって痩せにくくなってしまいます。

また、満足感も得られなくなって、**食欲のコントロールがきかなく**なりがち。カロリーだけに目を向けず、たんぱく質や食物繊維が摂れる食事を心がけましょう。

また、カロリーを極端に控えると、頭がふらふらしたり、低血糖になったり、**体がエネルギーをため込もうとしたりして**、むしろ痩せにくい体質になってしまうことも…。

実はダイエットで体の具合が悪くなる人は、過度な**カロリー制限が原因のことが多い**のです。本書のような糖質控えめの食事を満足できるまでしっかりと摂るのが健康に痩せるコツです。

それと、**カロリーが低いけど糖質が実は多い**ということも…。和菓子なんてその好例。例えば１００ｇあたりのカロリー／糖質を見ると、シュークリームが２２８Ｋｃａｌ／25・３ｇなのに対し、ヘルシーなイメージもありそうなずんだ大福は２３０Ｋｃａｌ／45・５ｇと、糖質は倍近くなります。
糖質とカロリーをしっかり見極めましょう。

× 1か月とか相当続けないと効果が得られない

○ 開始後3日で効果を実感することも多い

食事から摂る糖質は、体内でブドウ糖に分解されてエネルギーとして消費されます。でも使われずに残った分は、１日以内に中性脂肪に変わってしまいます。
さらに３日後には皮下脂肪や内臓脂肪へと姿を変えます。そう考えますと、３日前の食事が今の体重を決めているといえるのです。
ということは…、３日間だけでも糖質オフをちゃんと実践すれば、**3日後には体重が落ちることも珍しくありません。**実際に３日で１kg痩せるなんて、よくあることなのです。

× 「糖類ゼロ」で安心する

○ 「糖類ゼロ」でも糖質がゼロとは限らないことを知っている

「糖類」とは糖質の中のごく一部だけを指したもの。二糖類（砂糖など）、単糖類（ブドウ糖）の総称です。よって「糖類ゼロ」でも、すぐに安心してはいけません。甘味料などの糖質が含まれている可能性があることに注意しましょう。

これを知らないから、あなたは続かなかった…。糖質オフを続けるための5つの習慣

① お腹が空いたら、コップ1杯の水を飲む

空腹を感じても、それはニセモノであることが。というのも、**実際は胃袋は空っぽじゃないのに、脳がそう感じていることもある**からです。糖質を抑えたことによって、一時的に空腹感が出ていることがあります。実際は栄養もエネルギーも足りているのに。

このニ**セモノの空腹を見破る簡単な方法が、コップ1杯の水を飲むこと。**もしそれで空腹感が消えれば、ニセモノだったことになります。

ニセモノの空腹感が起こる理由は、主に2つ。

ひとつ目は、**食事が炭水化物や糖質中心に偏ってしまったことにより、急激な血糖値の上がり下がりが起こったため。**例えばパンだけ、おにぎりだけ、うどんだけといった消化のいい主食ばかりの食事を摂ると、急速に血糖値が上昇し、そのあと急速に下降します。この血糖値の乱高下によって、胃が混乱して空腹になったと脳が誤って感じてしまうことがあるのです。だから主食中心の偏った食事は極力避け、栄養バランスの良い食事を摂ることで腹持ちが良くなるのです。

もうひとつのパターンは、**視覚によって引き起こされるニセモノの空腹感。**食べ物を目にした時、その形や色、においなどから「すごく美味しそう!」「めっ

たに食べられないから」といった気持ちがわき起こり、空腹感がないにもかかわらず「お腹が空いたかも」という気分を感じてしまうのです。これに惑わされて食べてしまうと、その分、余計に食事を摂取してしまうことにつながります。

空腹感の正体を見極めることで、ニセモノの誘惑に負けて安易に間食しないようにしましょう。

② 食べたいものは、お昼までに食べる

カツ丼にこってりラーメンにスナック菓子にジュースに…。糖質どころか栄養が全体的に偏ったものこそ、むしょうに飲み食いしたくなるもの。

我慢をしたところで気になって仕事や勉強に集中できなければ、それも考えものです。あまりにも**ストレスが蓄積されてしまうと、寝る前や夜中にドカ食いするケースも多く、これが最も悪い糖質の摂取**となってしまいます。

ならば、**被害を最小限に食い止める時間帯**に食べてはいかがでしょうか。**朝や昼間**であれば、その後も体を動かす時間が長く続くので、体内の糖質を効率よく消費できます。「昼だけは好きなものを食べよう」と許してあげれば、乗り切りやすくなるでしょう。

③ 野菜、海藻、ヨーグルト、豆乳などから摂る

食物繊維やたんぱく質を先に摂っておくと、それらが糖質の吸収をガード。その効果を得るには、炭水化物を口にする5分ほど前に、野菜や豆乳を摂っておくのがお勧めです。

また、食前に**トマトジュースを飲む**と、トマトに含まれるリコピンの効果で血糖値の急上昇を防ぐこともできます。

食物繊維が多いのは、野菜や海藻。

たんぱく質が豊富なのは、ヨーグルトや豆乳。無糖タイプを選ぶのが正解です。

④ おやつを食べるなら午後4時に

急な血糖値上昇により、体に脂肪をため込みやすくなったり、眠気やイライラを引き起こしたりすることがあります。この急な血糖値上昇を防ぐには、夕食前も**お腹を減らしすぎたままにしないほうがいいです。**となると、おやつは午後4時ごろ食べるのがベスト。

お菓子よりも、プチトマトや無糖ヨーグルトが望ましいです。お菓子であれば、まんじゅうや菓子パンは糖質が多めなので、ナッツ、甘栗を選ぶといいでしょう。

⑤ 糖質を摂る場合は、太りにくい糖質を選ぶ

糖質をすべてひとくくりにしてはいけません。というのも、**太りやすい糖質がある一方で、太りにくい糖質もある**から。

太りやすい糖質の代表は、お菓子やジュースに使われる**果糖ブドウ糖液糖**。逆に太りにくい糖質は、食物繊維やビタミンを含む食材である**根菜に含まれる糖質。**何でもかんでも糖質を遮断するのもストレスとなるでしょうが、後者を適度に摂取すれば問題ありません。

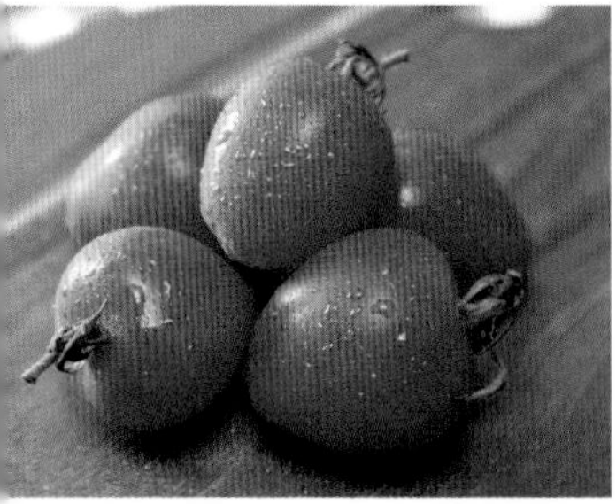

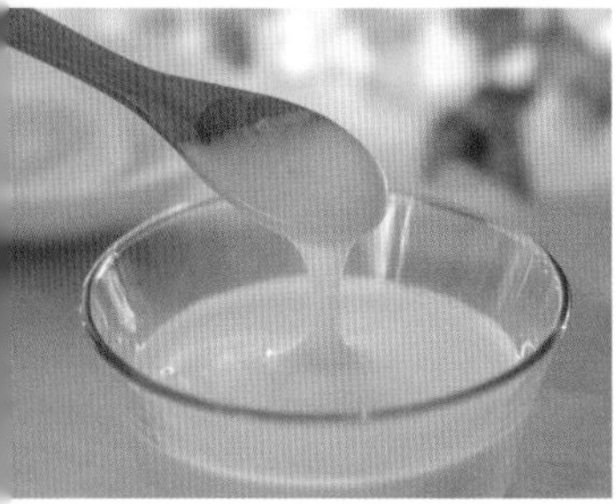

肉は脂があるから避ける。ちょっと待って！

ヘルシーなイメージが強いそばよりも、肉がお勧めな理由

一般的にヘルシーなイメージがあるざるそばですが、糖質の値は決して低くありません。一方で、ステーキはたんぱく質が豊富で、糖質が少ないのをご存じでしたか？　そばは１玉１７０ｇあたりで糖質は40・８ｇもあるのに対し、牛肩ロースは１５０ｇで糖質は５・６ｇしかないのです。

特に肉類は鶏肉をはじめ、牛、豚、馬、羊、ジビエなど遠慮なく食べていい食材だと言えます。

ただし、**ソーセージやハムなどの加工品、つなぎに小麦やパン粉を使用しているハンバーグは糖質が高くなる傾向がある**ので気をつけてください。また、調味料に糖質が多く含まれていることもあるので、調味料が多い料理には注意が必要です。

糖質オフダイエットでは、糖質を減らす代わりに、脂肪を燃やす筋肉のもととなるたんぱく質の摂取量を増やすことが大事です。ステーキや焼き鳥など肉料理を、積極的に食べるようにしましょう。

米、パン、麺類は摂ってもOK！でも、賢い食べ方があるんです

おかずの味を薄めにする

おかずの味は薄めに味付けしましょう。おかずが濃い味だと、それを薄めようと白米やパンなど主食が進んでしまうからです。

白米ではなくチャーハンにしてみる

チャーハンのような炒めた米なら、油、さらには卵でコーティングされているので、**米に含まれる糖の吸収が緩やかに**なります。

フランスパンなどかみごたえのあるものに

やわらかいパンは口にどんどん入ってしまうため、知らないうちにたくさん食べてしまいがち。かみごたえのあるパンなら**咀嚼《そしゃく》に時間がかかり、その間に満腹感も得られる**から、食べすぎ防止に。

また、何もつけないのではなく、バターやオリーブオイルを塗って食べたほうが、血糖値の急上昇が防げます。

パンや麺類は、全粒粉使用のものを

よくある小麦粉は白いもので「精麦」と呼ばれ、小

麦の胚乳だけを挽《ひ》いてできています。
それに対し「全粒粉」は、小麦の粉を表皮も含めてすべて挽いたもの。
全粒粉はたんぱく質、ビタミン、ミネラルが多く、血糖値の上昇が精麦よりも抑えられるため、糖質オフを含めて健康上は、精麦よりも軍配が上がります。
ですからパンやパスタを選ぶ際には、全粒粉使用のものを積極的に選びたいです。

パスタやカレーは、具だくさんにする

トッピングの種類と量を多めにして、にぎやかにしましょう。きのこ、卵、ほうれん草などを入れて、食物繊維やたんぱく質も豊富に摂れるようにすれば、血糖値上昇が緩やかになります。
それと、パスタやカレーやラーメンは単品で済ましがちですが、**サラダやスープも添える**ようにするといいです。

朝に食べる

たんぱく質、糖質、脂質といった三大栄養素の中で、ご飯やパンに多く含まれる糖質は、**朝に消費されやすい**ことがわかっています。
また、**朝にたんぱく質を摂ると筋肉が大きくなりやすい**という研究があります。筋肉が増えれば基礎代謝が上がり、ダイエットにもつながります。
以上から、主食も、たんぱく質が豊富な肉や魚を使った料理も、朝に食べるようにするといいのです。

回数を制限する

米やパンや麺類を夜に摂取する場合も、回数を制限するだけで糖質オフが進みます。ただしあまりストイックにしても限界が来やすいので、「夜は週に2回まで」など**自分が長く付き合っていけるルールを決めるのが、長続きさせるためのコツ**です。

デザートはなぜ食べちゃって平気なの？

糖質さえ控えればいいのだから

糖質オフでは「小腹が減る」状態とどう付き合うかも、成功へのひとつ大きなカギとなります。

ダイエットには極端なカロリー制限をするものもありますが、糖質オフは糖質を控えていく程度なので、上手に選べばデザートだって食べれちゃうのです。

根菜類を選ぶ

かぼちゃやさつまいもがお勧め。

これら根菜類には、糖質も含まれるけれど**食物繊維も豊富**。甘いものがほしくて口寂しくなったら、ケーキやクッキーの代わりに、ふかしたかぼちゃやさつまいもなどを選びたいです。

チーズを食べる

チーズは脂肪・カロリーが高めですが、**糖質は低い**食材。カルシウムも豊富で栄養的にもお勧めです。おからパウダーと合わせてチーズケーキにしても、美味しくいただけます。

ナッツ類を食べる

ナッツは糖質オフの強い味方。**クルミ、アーモンド、ヘーゼルナッツ、マカダミアナッツ、ブラジルナッツ、**

ピーカンナッツなどは糖質が低く、良質な脂質と食物繊維を含んでおり、ビタミンやミネラルが豊富です。

ただし**カシューナッツ**や、スナック菓子などに含まれるナッツは糖質が高めなので要注意。10粒あたりの糖質量で見ると、くるみが0・42g、マカダミアナッツが0・6g、アーモンドが1・97gなのに対し、ピスタチオが11・7g、カシューナッツは27gもあります。

コンビニもうまく活用

最近はコンビニでもブラン（小麦の表皮。「ふすま」とも呼ばれる）やナッツを使用したもの、大豆やプロテインのバーやクッキーなど、比較的低糖質のおやつが手に入ります。糖質カットのチョコなども種類が豊富なので試してみてください。

しょっぱいものが食べたい時には、味玉やあたりめなどもお勧めです。

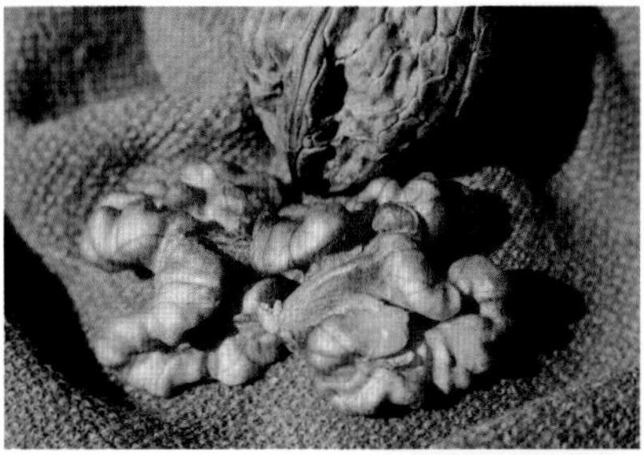

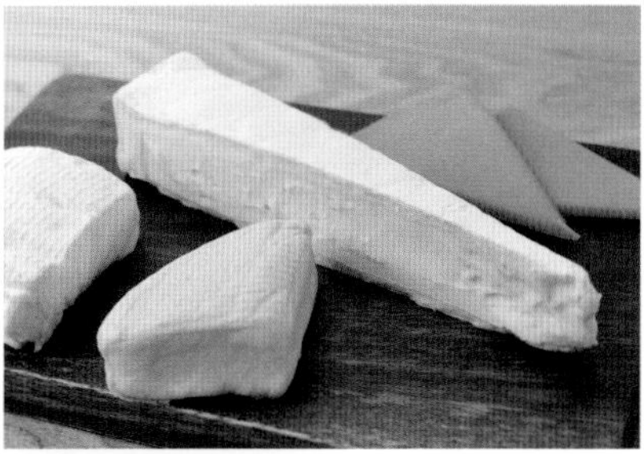

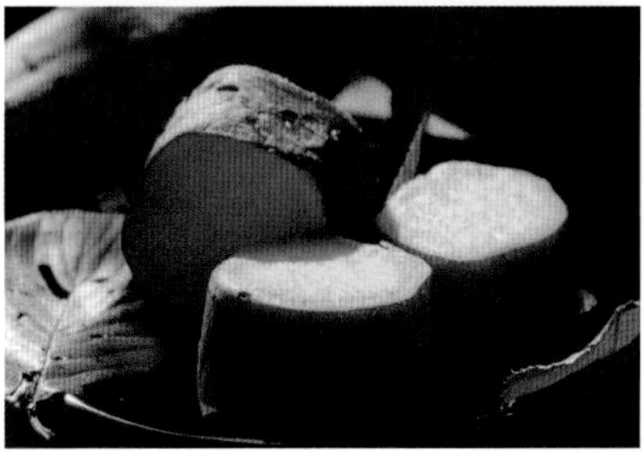

糖質オフがうまい人は飲み物のチョイスもうまい

炭酸水をたっぷり飲む。豆乳やトマトジュースも◎

炭酸水に含まれる二酸化炭素で胃が膨らみ、**満腹感が効率よく得られます。**食べる前にたっぷり飲んでおくと、食事量が減りやすくなります。

食前に飲むものといえば、**豆乳やトマトジュース**もお勧めです。

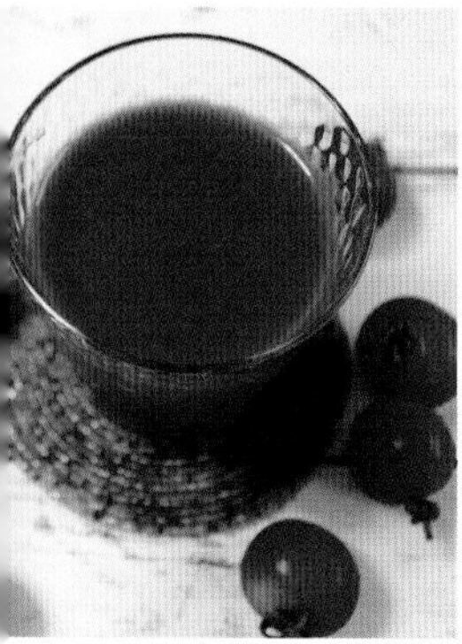

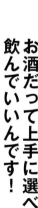

お酒だって上手に選べば飲んでいいんです！

食事は楽しくないと続きません。お酒がほしい人は、ちょっと工夫をして飲めばいいんです。**適量のお酒はむしろ、翌日の血糖値を下げる効果があります。**

ワインは赤、白のどっちもＯＫ。ちなみに１００㎖中の糖質含有量は、赤が１・５g、白が２g、ロゼが４g。甘口よりも辛口のほうが糖質は少なめです。**焼酎**、**ウイスキー**、**ブランデー**、**ウオッカ**は蒸留酒だから、糖質ゼロ。

ビールも糖質ゼロを選べば問題なし。さらに言えば、本物のビールこそ糖質は低め。発泡酒はコーンスターチや米が加わっていることから糖質は高めです。

一方で、**日本酒、果実酒、紹興酒《しょうこうしゅ》**は糖質が多いから控えめに。

カロリーについても、アルコールは体内ですぐに燃やされるので、実はあまり蓄積されません。

白ワインに至っては、カリウムが豊富なので利尿作用が働き、酒石酸という有機酸が悪玉菌をやっつけて腸内環境を整えるため、ダイエットにさらなる効果があります。

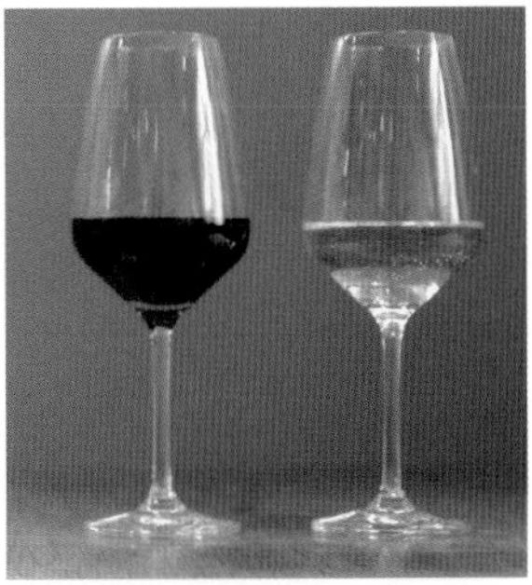

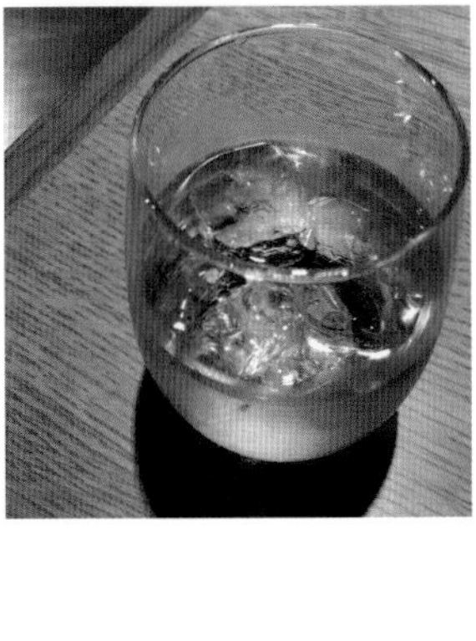

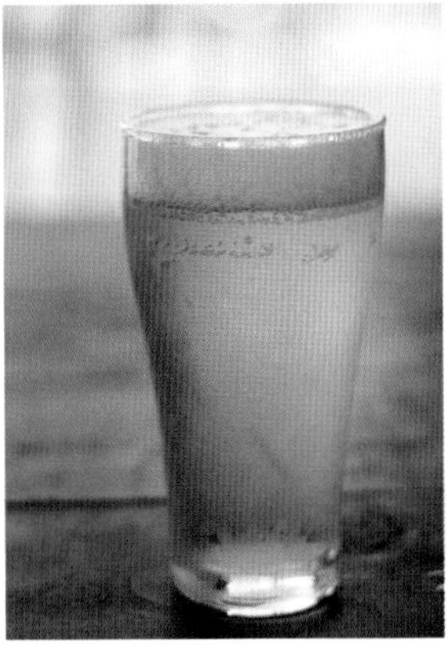

調味料を制す者は糖質オフをも制す

糖質控えめの調味料で食事を楽しもう

調味料だって、血糖値を上げにくいものはあります。オリーブオイル、マヨネーズ、バター、生クリームなどは糖質オフに向いている調味料です。

塩、しょうゆ、酢も糖質が少なく、特に酢は糖の吸収を抑え、血糖値の上昇を弱める作用もあるのです。ダシでしっかりうまみを効かせて、酢やしょうゆ、塩を使ってキリッとした味わいに仕上げると満足感が高められます。

そのほかにも、ゆずこしょう、チリペッパー、豆板醤《とうばんじゃん》など一味違ったアクセントを加えるのも、食事を楽しむコツです。

ノンオイルドレッシングが健康的とは限らない

逆に、意外に注意したいのが、ノンオイルドレッシング。甘味料でうまみを増強した結果、糖質が多くなっていることがあるのです。

ほかにも、はちみつ、すし酢、コチュジャン、甘いみそ、ウスターソースなどの砂糖が比較的含まれているもの、カレールーなどの小麦が含まれているものも、糖質が多くなりがちです。

＼タイプ別診断でジャッジ／

あなたのコロナ太り対処法はコレ！

コロナ太りで悩んでいる人は多いのではないでしょうか。でも一言でコロナ太りといっても、原因は様々。原因を知って正しく対処しましょう。そこで、簡単なテストをします。以下の【タイプA】～【タイプD】の4つのグループそれぞれで、自分に当てはまるものにチェックを入れてください。

タイプA

- □ 朝昼晩3食以外のタイミングで甘いものがほしくなる
- □ ちょっとしたことで腹を立てイライラすることがある
- □ 体がだるくなかなか疲れが取れない
- □ 手・足が冷たい
- □ 常に時間に追われている

タイプB

- □ 体を動かすことをおっくうに感じる
- □ 夕方や夜になると疲れを感じやすい
- □ 家ではごろごろしていることが多い
- □ 少し階段を使っただけでも息切れしやすい
- □ 立ち上がる時に机や椅子などに手をかけてしまう

タイプC

- □ 寝る直前までスマホを使用している
- □ 日中に眠気を感じることがある
- □ 肌が荒れていると感じる
- □ 睡眠時間は7時間以下である
- □ 浴槽に入らず、シャワーだけで済ますことが多い

タイプD

- □ 気に入ったものばかり食べてしまう
- □ お昼はおにぎりや麺類だけで済ませることが多い
- □ 忙しくて食事を抜くことがある
- □ 水分補給には水やお茶よりも、ジュースを飲むことが多い
- □ 毎日晩酌《ばんしゃく》している

次のページで診断しよう

以上でテストは終了。チェックが入れば入るほど、あなたが該当するタイプとなります。

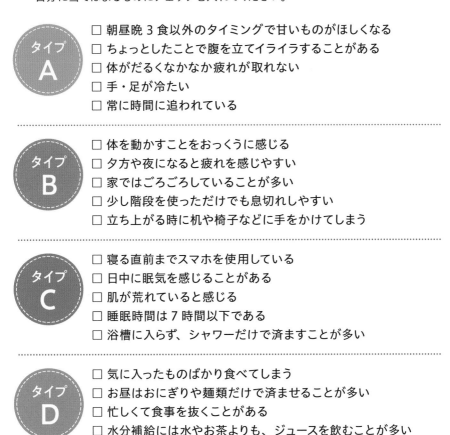

タイプ
A
のあなたは

甘いものがほしくなる…
ストレス依存系

ストレスが溜まっている人ほど太りやすいというのは、科学的にも証明されています。

ストレスを受けるとコルチゾールというストレスに対抗するためのホルモンが分泌されます。 コルチゾールが増えると、幸せホルモンといわれるセロトニンが減ってしまいます。

このセロトニンが不足すると、甘いものが我慢できなくなり、太りやすくなります。

セロトニンを十分に分泌するためには、セロトニンの原料となるトリプトファンを多く含むささみや鶏むね肉、チーズ、大豆製品、ナッツ、卵、バナナなどを十分に消化が進む朝食に摂り入れることがお勧めです。

【本書掲載のお勧めのレシピはこちら】

- 鶏肉のソテーねぎみそソース（p.48）
- 豆腐と豆苗のからし酢和え（p.114）
- レモンバナナヨーグルト（p.137）

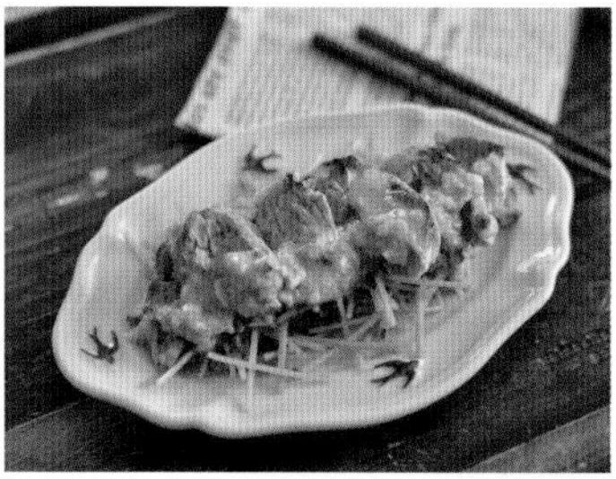

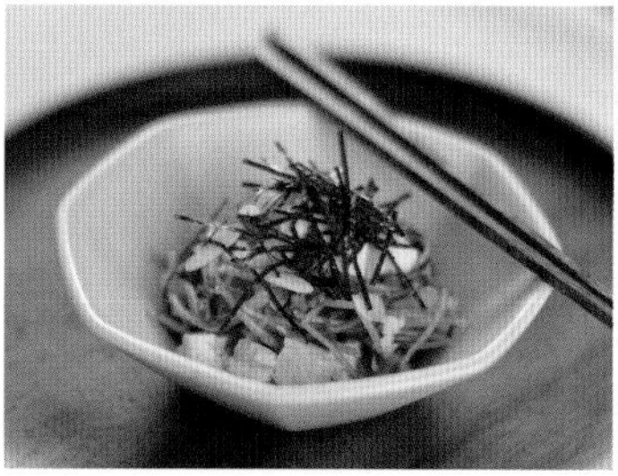

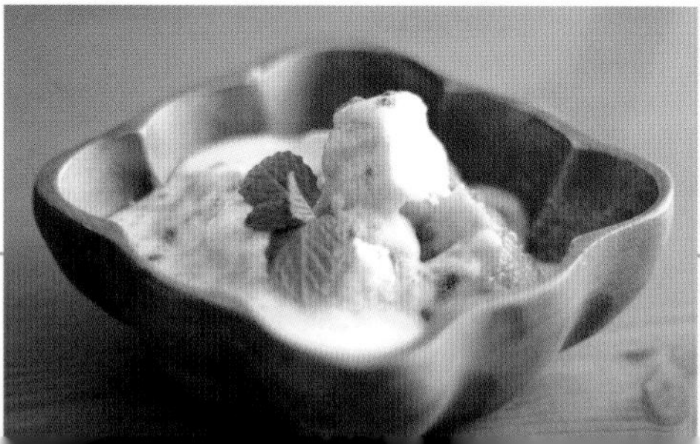

タイプ
B
のあなたは

「よっこらしょ」が口癖の…
運動不足系

新型コロナウイルスの感染拡大を受け、スポーツジムが閉鎖されたり、閉鎖されていなくても利用を控えたりしている人も多いでしょう。また、在宅ワークが推奨されていることもあり、通勤・通学や社内外での移動などの日常的な身体活動が少なくなり、運動不足が深刻化しています。

こうした運動不足は、筋肉量の減少に直結し、基礎代謝が下がって太りやすくなってしまいます。高齢の方は転倒リスクが上がり、骨折をしやすくなることも。

筋肉を作るには、材料となるたんぱく質を摂取することが大切です。高たんぱく質・低糖質な食べ物の代表は、豆類（特に納豆）、肉類（特に鶏肉）、マグロ・サケ・カツオ、卵などです。上手に取り入れましょう。

【本書掲載のお勧めのレシピはこちら】

- レタスと鶏の重ね蒸しトマトソース（p.57）
- アボカドとマグロのマヨマスタード（p.60）
- ささみの中華風ダイエットサラダ（p.70）

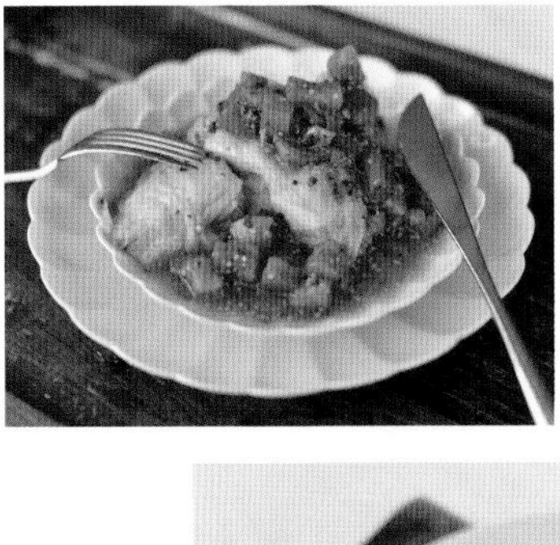

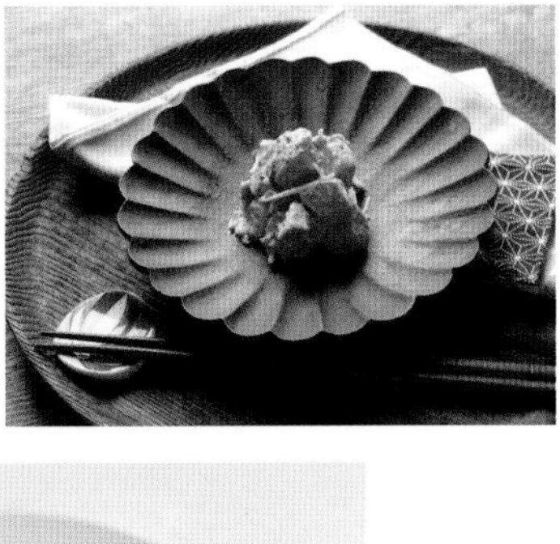

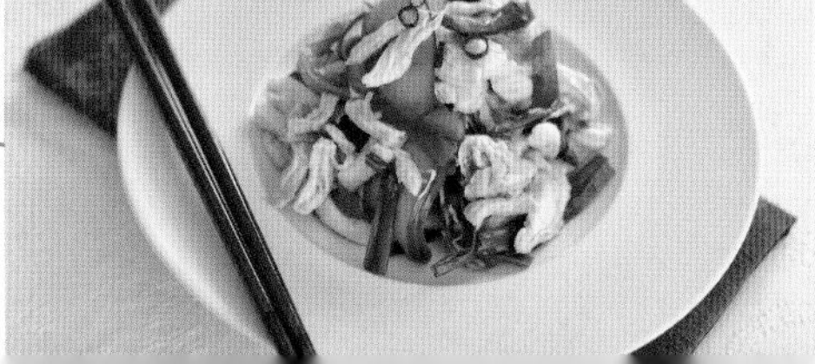

タイプ C のあなたは

なんだかすっきりしない…
寝不足タイプ

自粛中に不安でなかなか寝付けなかったり、スマホを見ることで遅寝遅起きの習慣がついてしまったり…。実は食欲と睡眠には、深い関係があるのです。

食欲は、レプチン（食欲抑制ホルモン）とグレリン（食欲亢進《こうしん》ホルモン）という、２つのホルモンによってコントロールされています。寝不足が続くと、食欲抑制ホルモンであるレプチンの分泌量が減少し、食欲亢進ホルモンのグレリンの分泌量が多くなるという実験結果も。

つまり**睡眠不足は、人の空腹感をより増幅させてしまう**のです。そのためつい食べすぎてしまい、結果として摂取カロリーが増えてしまうことにつながります。

アミノ酸の一種である**グリシン**は、摂取することで起床時の疲労感が緩和され、睡眠の質が改善されることが確認されています。グリシンは、エビ・ホタテ・イカ・カニ・マグロなどの魚介類に多く含まれていて、うまみ成分にもなっています。グリシンを摂取して、睡眠の質を上げましょう。

【本書掲載のお勧めのレシピはこちら】

- **エビのフォー風**（p.39）
- **マグロのスタミナ和え**（p.62）
- **ウドとイカのドライトマト和え**（p.82）

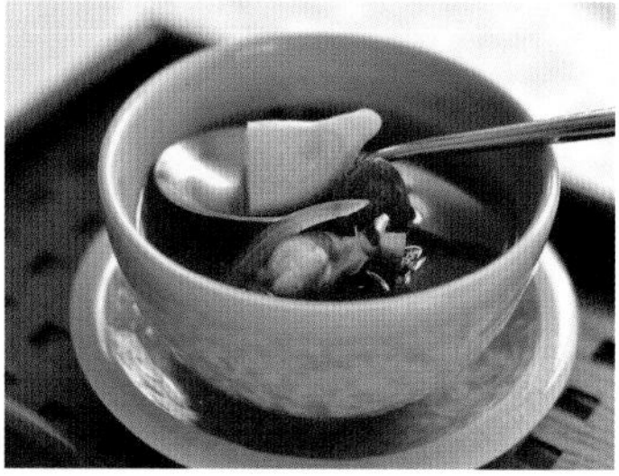
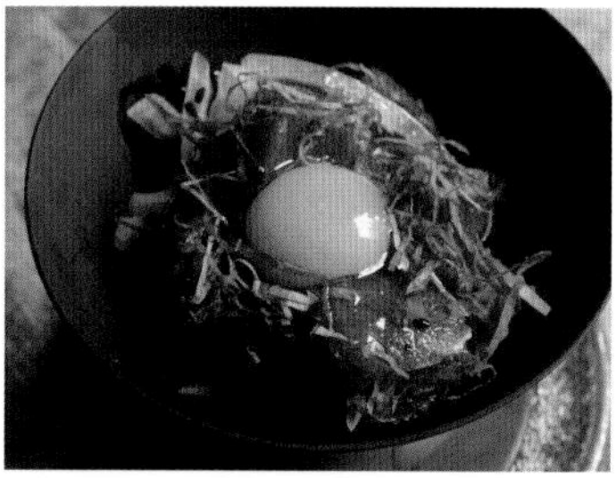

タイプ
D
のあなたは

ついついやりがち…

栄養偏りタイプ

コロナでの自粛によって、自宅で食べる機会が増えたと思います。最初は自炊していても、次第に「作るのが面倒だな」と思うようになる方も多いのではないでしょうか。

そうなると、準備に時間がかかる野菜の摂取量が減り、ついつい調理がラクなものばかりを食べて、メニューが偏りがちになることも。

野菜不足とならないためにも、サラダやマリネを作り置きして上手に摂り入れましょう。

また、本書では、とにかく時短や手軽に作れるレシピを「調理5分以下」などのアイコンでわかりやすくしています。

やる気が出ない時は、なるべく作りやすいレシピを選んで試してみてくださいね。

【本書掲載のお勧めのレシピはこちら】

- ひき肉と根菜の常備菜（p.56）
- さっぱり簡単トマトマリネ（p.102）
- たたきレンコンの梅きんぴら（p.104）

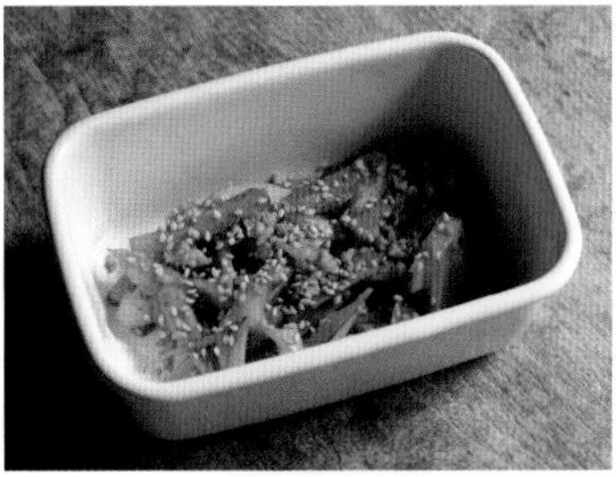

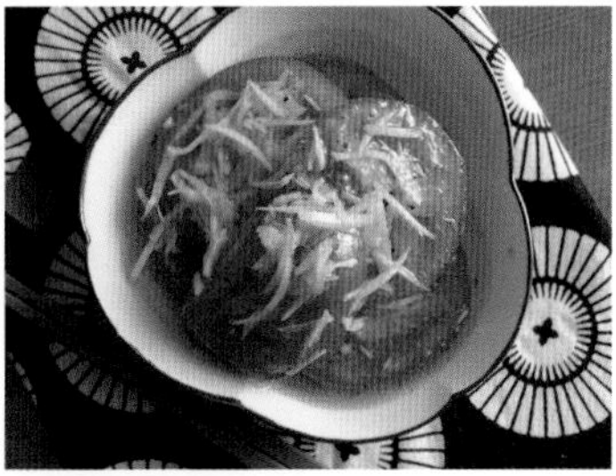

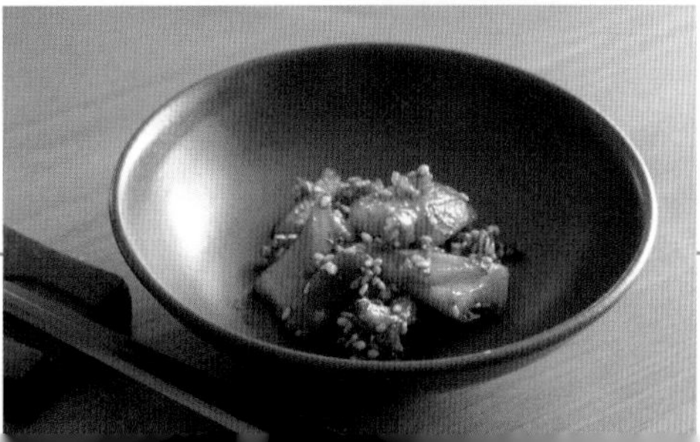

循環器専門病院も推薦！

ぜひ試してほしい糖質オフレシピです

本書掲載のレシピは、糖質オフを効率よく行えるバランスの取れたものばかり。当院に多数いらっしゃる糖尿病の患者さんにも、楽しんで試していただきやすいようにもなっています。

食べる際には、味だけでなく量にも注目してください。この量だとどれくらいの糖質を摂っていることになるのかを体と頭で知ることができれば、食べすぎ防止が今まで以上にストレスなくスムーズにできるようになるからです。

無理して頑張るダイエットは続きません。適正な食事を自然にできるようになれば、理想の体形も自然に手に入るでしょう。

（札幌南一条病院　栄養科）

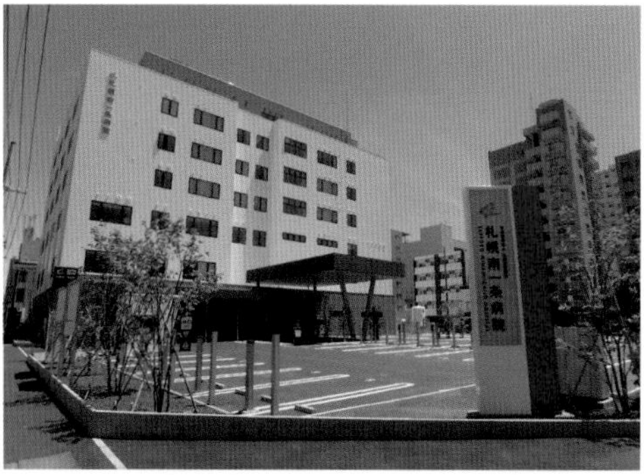

社会医療法人 北海道恵愛会 札幌南一条病院

循環器・呼吸器の専門病院。糖尿病・腎臓病の診療に、特に定評がある。人口の密集する札幌の中心部にあり、多くの患者を受け入れてきた。栄養科では、栄養や料理の指導も積極的に行っている。

PART

1

主食

［米・パン・麺類・粉もの］

糖質オフというと、米もパンも麺類も、
さらにはチヂミなど粉ものもＮＧ。そう思っていませんか？
もちろんこれらは糖質は高めですが、
レシピを工夫することで糖質を減らすことができるのです。
主食を断ち切る糖質オフなんて、
よっぽど根性がないと続きません…。
米や小麦は断絶するのではなく、上手に付き合うのがコツですよ。

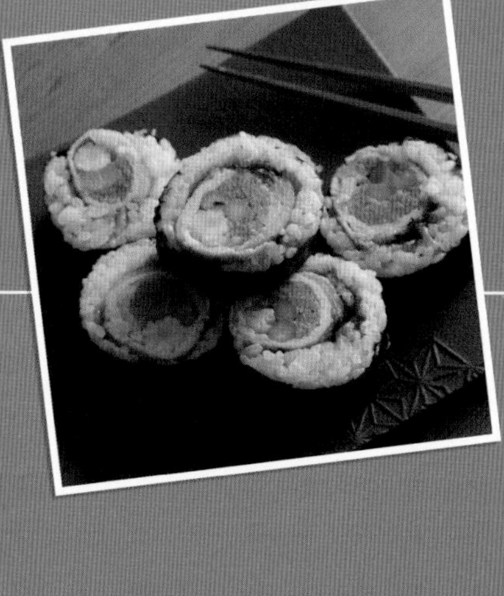

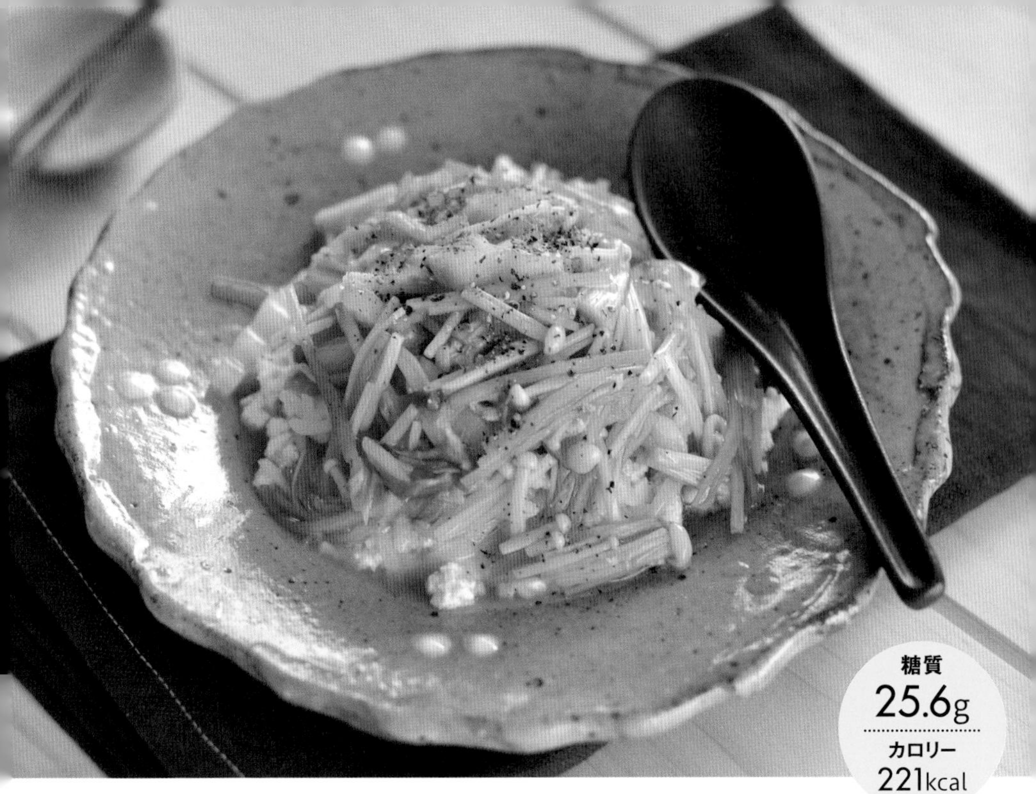

糖質
25.6g
カロリー
221kcal

豆腐でボリュームアップ。満足感たっぷり!

豆腐入り中華丼

10分以内　100円以内　フライパン

材料（1人分）

木綿豆腐 …. 100g
白菜 …. 1/3枚（30g）
にんじん …. 1cm（10g）
えのきたけ
…. 1/3袋（30g）
ごま油 …. 小さじ1/2（2g）
水 …. 3/4カップ（130ml）
鶏がらスープの素
…. 小さじ1/2（1g）
オイスターソース
…. 大さじ1/2（8g）
片栗粉 …. 小さじ1（4g）
水 …. 適量（4ml）
ご飯 …. 50g
粗びき黒こしょう …. 少々

作り方

1 木綿豆腐は水切りし、崩す。

2 白菜は太めの千切り、にんじんは千切りにし、えのきたけは3cm程度の長さに切る。

3 フライパンにごま油を入れ火にかけ、2を入れさっと炒め、水、鶏がらスープの素を加えオイスターソースを入れ味を調え、水溶き片栗粉でとろみをつける。

4 器に1を盛り、その上にご飯を盛り付け3をかけ、粗びき黒こしょうを振る。

ワンポイントアドバイス　豆腐を使って簡単にカロリーダウン＆ボリュームアップ！　片栗粉でとろみをつけるので、さらに満腹感も増加。ご飯は無理に抜くのではなく、工夫して上手に取り入れましょう。

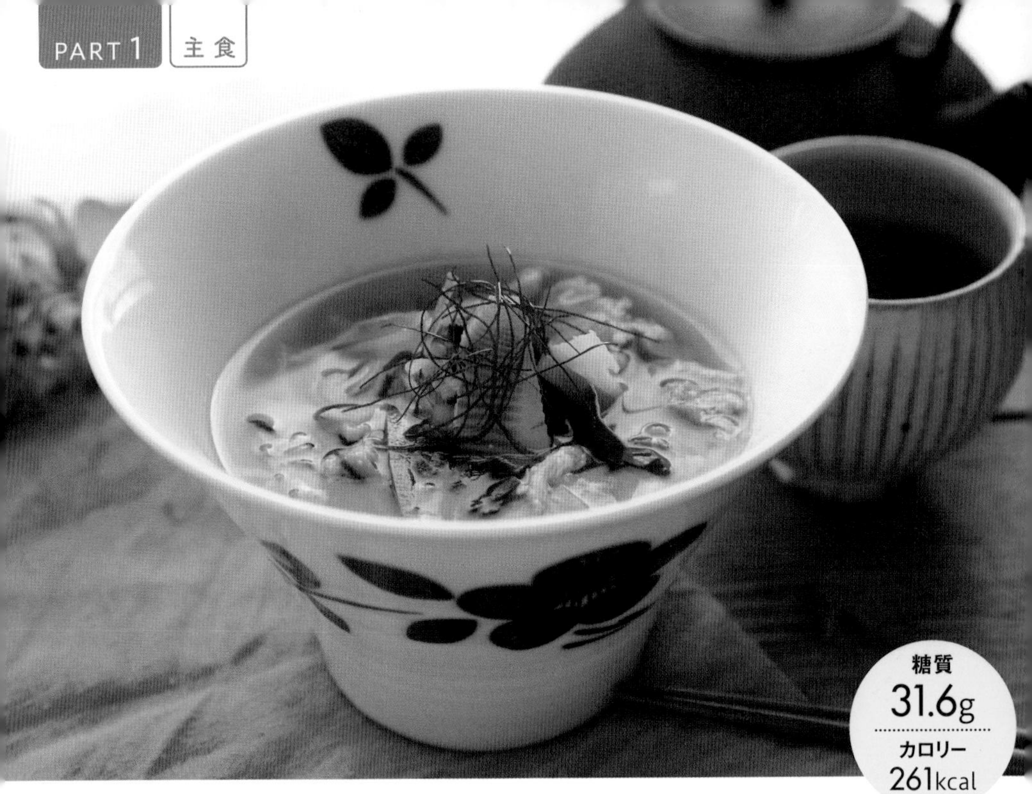

糖質
31.6g
カロリー
261kcal

体がポカポカ温まる☆ 野菜も摂れる韓国風料理

卵のクッパ

10分以内 50円以内

材料（1人分）

たけのこ …. 10g
しいたけ …. 1枚（10g）
にんじん …. 1cm（8g）
小松菜 …. 20g
ごま油 …. 小さじ1/2（1g）
鶏ひき肉 …. 30g
しょうゆ …. 小さじ1（3g）
A
- 水 …. 1と1/2カップ（300ml）
- 鶏がらスープの素 …. 小さじ1（2g）
- おろしにんにく …. 適量（0.5g）
- オイスターソース …. 小さじ1/2（2g）

長ねぎ …. 4cm（8g）
卵 …. 1/2個（25g）
ご飯 …. 80 g
糸唐辛子 …. 少々

作り方

1 たけのこ、しいたけ、にんじんは千切り、小松菜は2cmに切り、茹でる。

2 鍋にごま油を入れ、火にかけ、鶏ひき肉を炒める。火が通ったら、しょうゆをからめる。**A**を入れ沸騰したら、1、小口切りにした長ねぎを入れ、さらに溶き卵をまわし入れる。

3 器に温かいご飯を盛り、2をかけ、糸唐辛子を飾る。

ワンポイントアドバイス 食欲がない時や二日酔いの時でもサラッと食べられる韓国のスープかけご飯。本来はちょっと辛めのスープが多いのですが、鶏ひき肉を使ったあっさりしたレシピなので、お子様でも安心して食べられます。

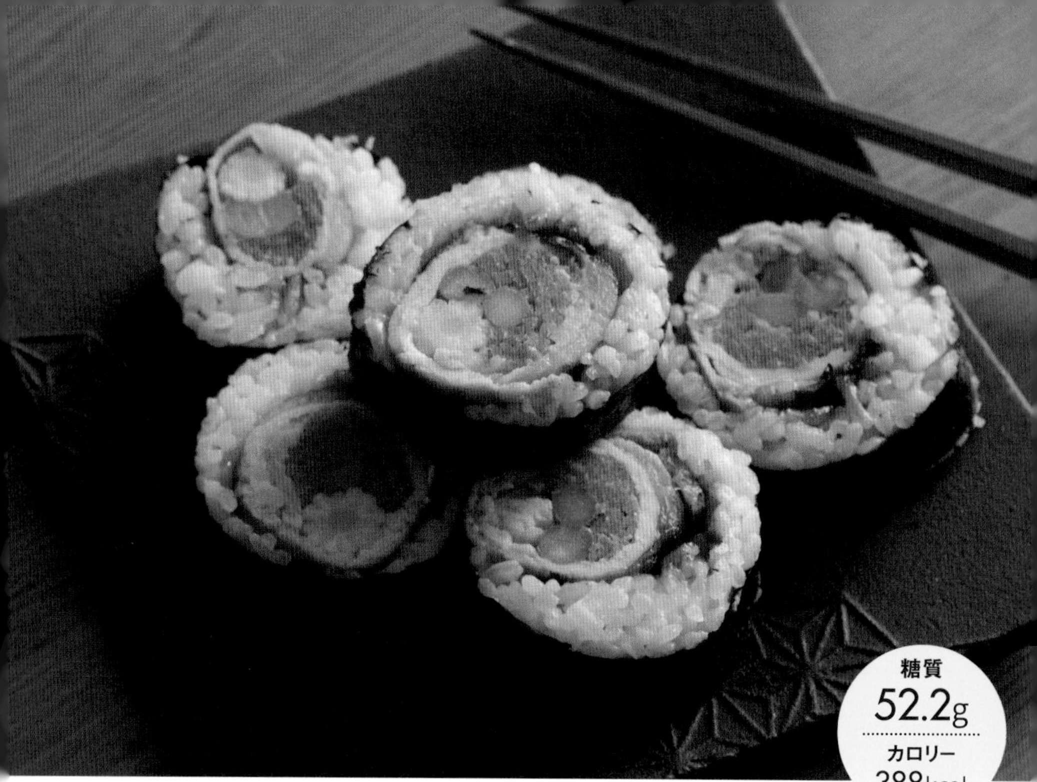

糖質
52.2g
カロリー
388kcal

ご褒美レシピ♪　見た目も楽しく

鮮やかおかずのり巻き

15分以内　100円以内

材料（1人分）

にんじん …… 3cm（30g）
アスパラ …… 1本（15g）
ヤングコーン …… 1本（15g）
豚肩ロース薄切り …… 50g
片栗粉……適量
A［みりん …… 小さじ1（5g）
　 しょうゆ …… 大さじ1/2（8g）
焼きのり …… 1枚（3g）
ご飯 …… 130g

作り方

1 にんじんは細い千切りにしてレンジで1分加熱する。アスパラ、ヤングコーンを茹でる。

2 豚肉で1を巻き、巻き終わりに片栗粉をつけフライパンで焼く。焼きあがる直前に**A**を入れて味をつける。

3 のりにご飯をひき、2を入れて巻き、切り分ける。

ワンポイントアドバイス 豚肉は巻き終わりに片栗粉をつけて焼くことで、しっかりと巻くことができます。中の野菜をお好みで変えても楽しめます。パーティーやお弁当にもぴったりの一品。

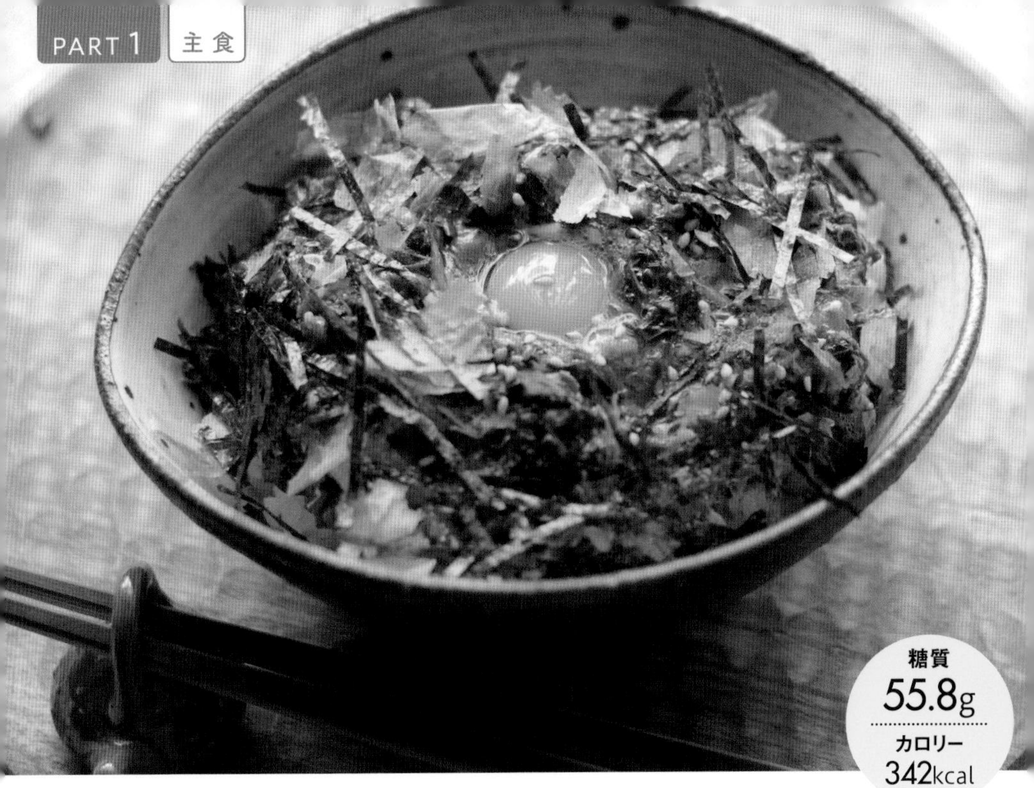

糖質
55.8g
カロリー
342kcal

アンチエイジング&夏バテ予防にぴったり

モロヘイヤのねばねば丼

5分以内　50円以内

材料（2人分）

モロヘイヤ …… 1/2袋（50g）
うずらの卵 …… 1個
納豆 …… 1/2パック（25g）
しょうゆ …… 小さじ1（6g）
ご飯 …… 150g
白ごま …… 適量（0.3g）
のり …… 適量（0.5g）
削り節 …… 適量（0.5g）

作り方

1 モロヘイヤはさっと茹で、冷水でしめ、包丁でたたき、ねばねばにする。

2 ボウルにうずらの白身、納豆、1、しょうゆを入れて混ぜる。

3 お茶碗にご飯を盛り、2をのせ、真ん中にうずらの黄身を落とし、白ごま、のり、削り節を散らす。

ワンポイントアドバイス　モロヘイヤは、細胞老化のもととなる活性酸素の働きを抑える抗酸化作用の高い栄養素が豊富。抗酸化ビタミンの代表であるビタミンA、ビタミンC、ビタミンEがすべて揃っており、その含有量は野菜の中でトップクラスです。紫外線ダメージからお肌を守り、シミ・シワ・乾燥を防ぎ美肌作りをサポート！　まさにアンチエイジングに適した野菜といえます。

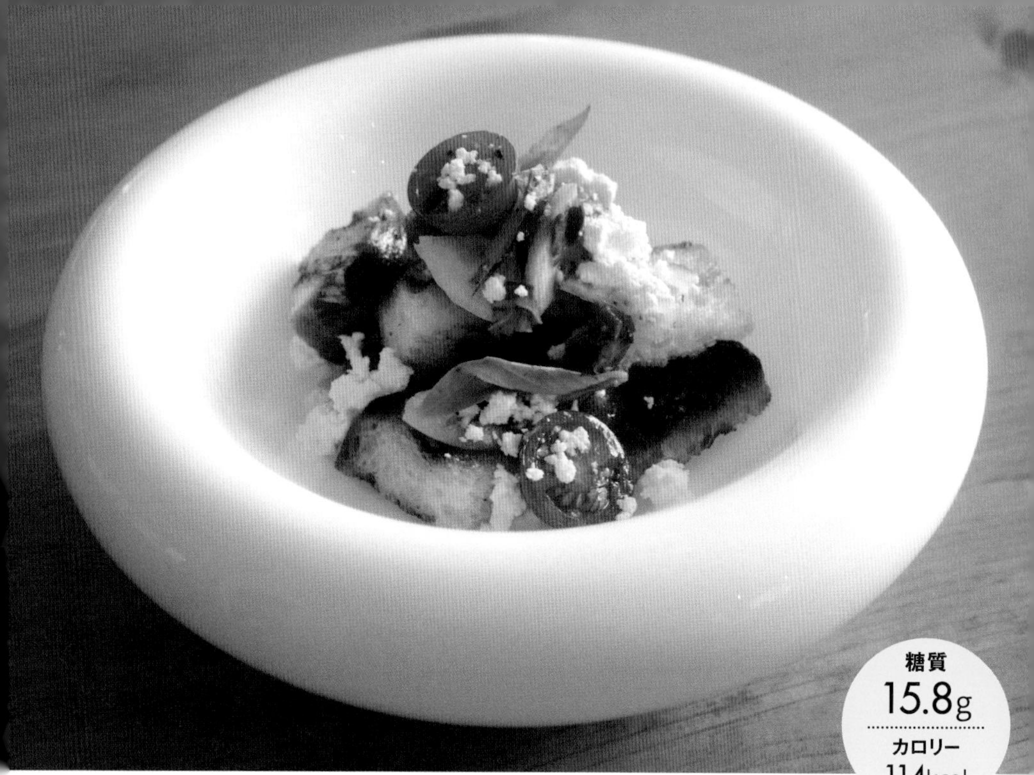

糖質
15.8g
カロリー
114kcal

ワインとの相性も抜群の糖質オフおつまみ

グリルバゲットとカッテージチーズ

10分以内 100円以内

材料（1人分）

バゲット …. 4cm（25g）
ミニトマト …. 2個
レモン …. 8g
赤玉ねぎ …. 適量（3g）
バジル …. 適量（1g）
オリーブ油
…. 小さじ1（3g）
塩 …. 少々
こしょう …. 少々
カッテージチーズ
…. 小さじ1（4g）

作り方

1 バゲットは食べやすい大きさに切り、グリルパンで焼き、焦げ目をつける。

2 ミニトマトは半分に切り、レモン、赤玉ねぎはスライスする。バジルはちぎっておく。

3 ボウルに2、オリーブ油を入れさっと混ぜ、1を入れ、さらに混ぜる。塩、こしょうを振り、器に盛りつけ、カッテージチーズを散らす。

ワンポイントアドバイス　カッテージチーズはクセの少ない爽やかな酸味が特徴で、たんぱく質がたっぷり。ダイエットに一番適しているチーズといっても過言ではないでしょう。

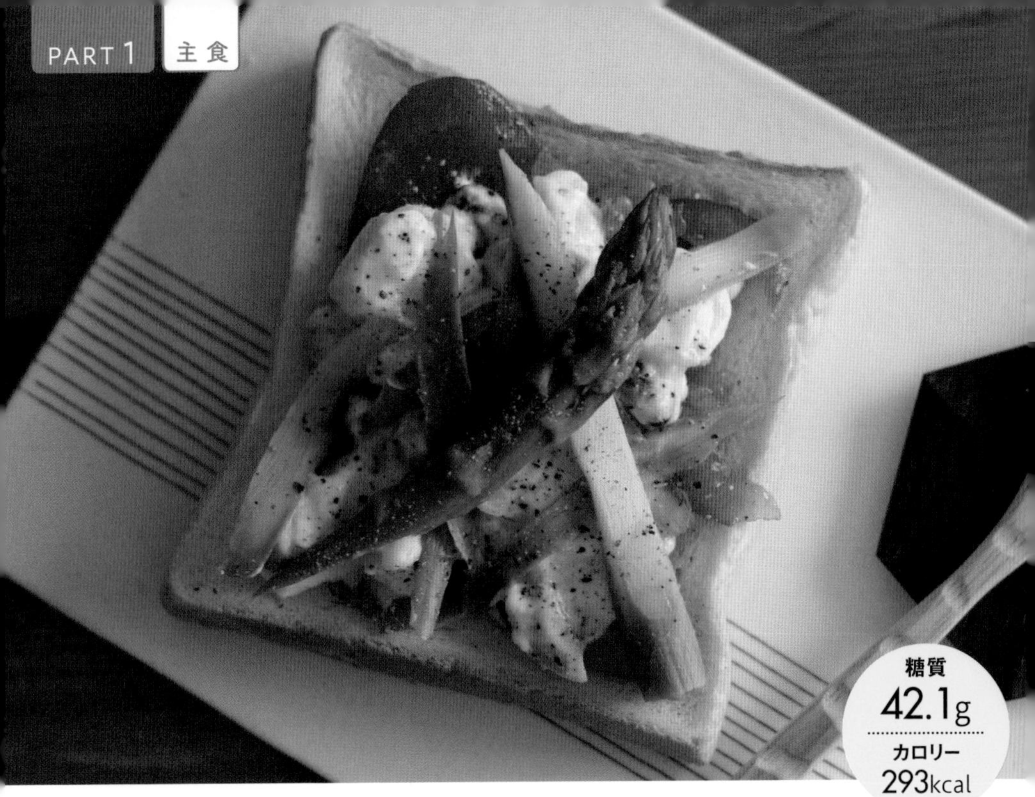

糖質
42.1g
カロリー
293kcal

隠し味の正体はヨーグルト

ポテトサラダのオープンサンド

5分以内 100円以内

材料（1人分）

ポテトサラダ …. 40g
ヨーグルト
…. 大さじ1（15g）
ミックスビーンズ …. 20g
アスパラ …. 1本（20g）
塩 …. 少々
オリーブ油
…. 小さじ1/2（2g）
食パン …. 1枚（60g）
トマト …. 1/4個（40g）
粗びき黒こしょう …. 少々

作り方

1 ボウルにポテトサラダ、ヨーグルト、ミックスビーンズを入れて混ぜ合わせる。

2 アスパラはさっと茹でる。ピーラーでスライスしたアスパラを塩とオリーブ油で和える。

3 トーストしたパンに、薄くスライスしたトマト、1、2の順で盛り付け、粗びき黒こしょうを振りかける。

ワンポイントアドバイス　オープンサンドなので、手間が少ないのに見た目も味も楽しめます。アスパラをピーラーでスライスすることで、口当たりが滑らかになり、食べやすさもアップ。

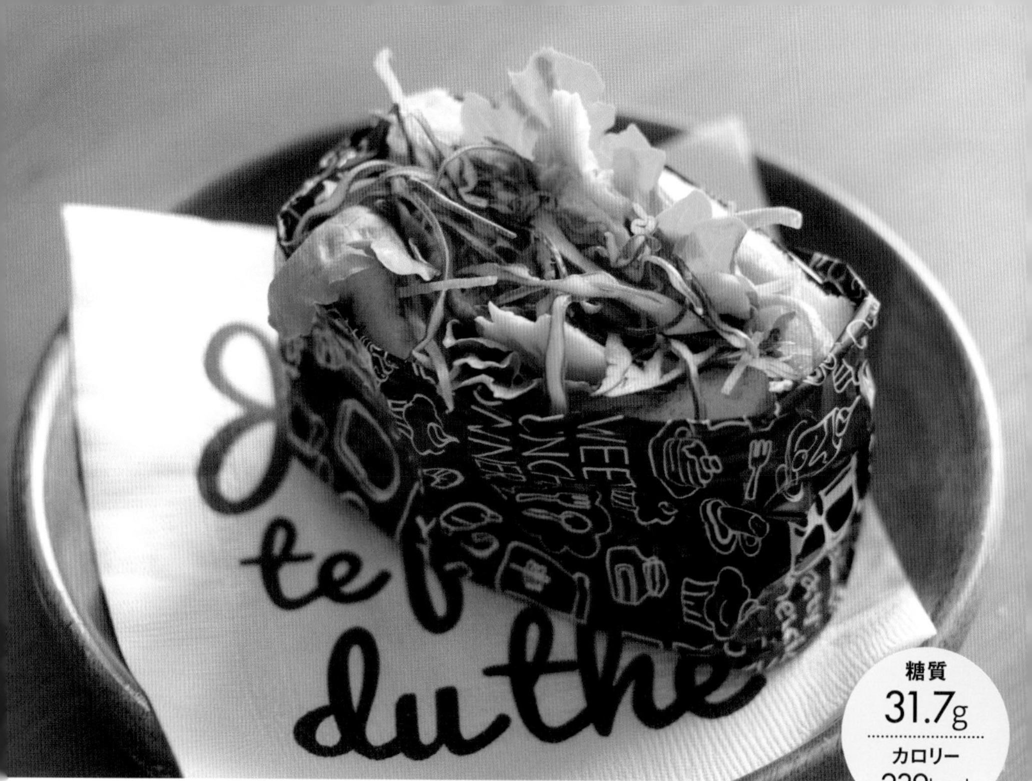

糖質
31.7g
カロリー
239kcal

サンドイッチにすれば、野菜もバランスよく摂れる

サラダチキンのにんじんサンドイッチ

15分以内 100円以内

材料（1人分）

サラダチキン …… 30g
にんじん …… 3cm（30g）
砂糖 …… 小さじ1/2（1g）
酢 …… 小さじ1/2（3g）
レモン汁 …… 小さじ1/2（3g）
紫キャベツ …… 30g
マヨネーズ …… 小さじ1（4g）
食パン …… 1枚（60g）
レタス …… 1/3枚（10g）

作り方

1 サラダチキンをほぐす。
2 にんじんは千切りにして、砂糖と酢、レモン汁を和え、冷蔵庫で寝かせる。
3 紫キャベツを千切りにしてマヨネーズで和える。
4 パンをトーストする。
5 レタス、1、2、3をパンで挟む。

ワンポイントアドバイス 肉や野菜など、いろんな食材と簡単に組み合わせられるのがサンドイッチの長所。サランラップで巻いて持ち歩けるので、昼のお弁当にもぴったり。サラダチキンは、運動後に食べるのがベターだとされています。

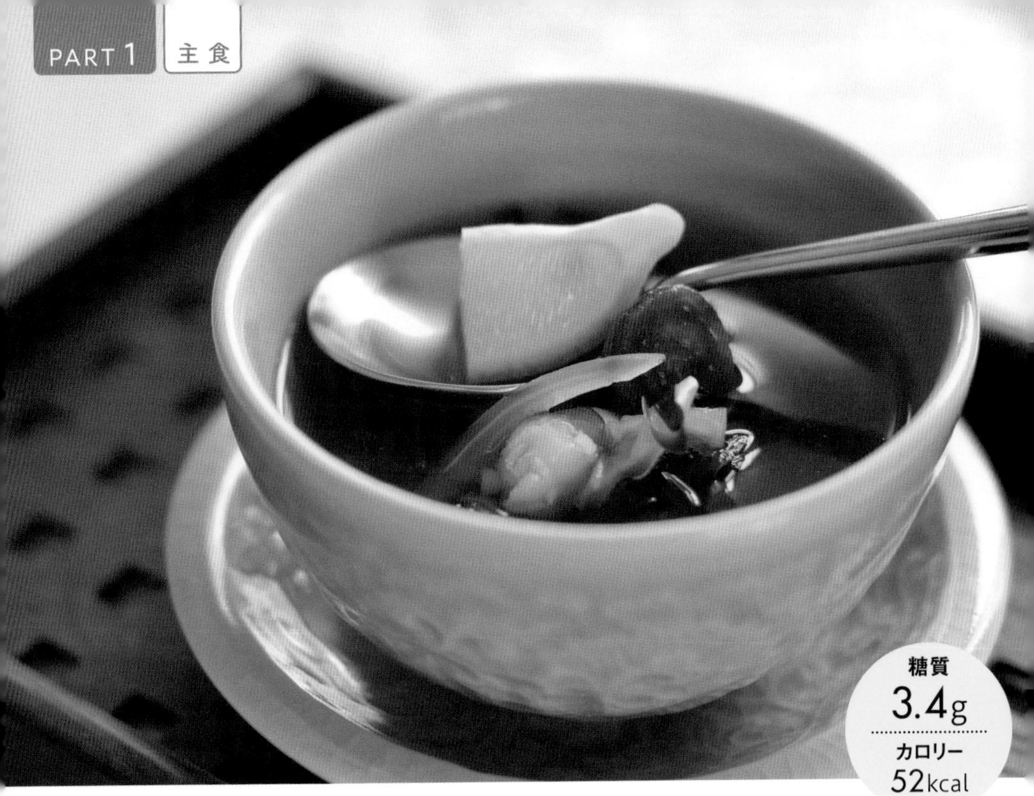

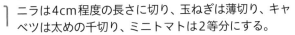

糖質
3.4g
カロリー
52kcal

お鍋一つで完成しちゃう超お手軽レシピ

エビのフォー風

10分以内 100円以内

材料（1人分）

ニラ …. 4cm（4g）
玉ねぎ …. 10g
キャベツ …. 15g
ミニトマト …. 2個
ライスペーパー
…. 1/2枚（5g）
水 …. 1カップ（200ml）
鶏がらスープの素
…. 小さじ1（3g）
むきエビ …. 20g
ナンプラー
…. 小さじ1/2（3g）
レモン …. 10g

作り方

1 ニラは4cm程度の長さに切り、玉ねぎは薄切り、キャベツは太めの千切り、ミニトマトは2等分にする。

2 ライスペーパーは1cm幅に切り分ける。

3 鍋に水、鶏がらスープの素を入れて火にかけ、沸騰したら玉ねぎ、キャベツ、むきエビを入れて煮る。

4 野菜がしんなりしたら、ニラ、ミニトマト、ライスペーパー、ナンプラーを入れて火を止める。

5 器に盛り付け、くし形に切ったレモンを添える（食べる際にレモンを搾る）。

ワンポイントアドバイス　ニラはβカロテンが豊富で栄養満点。食欲を増幅させる香りも魅力なので、スタミナ料理には欠かせません。

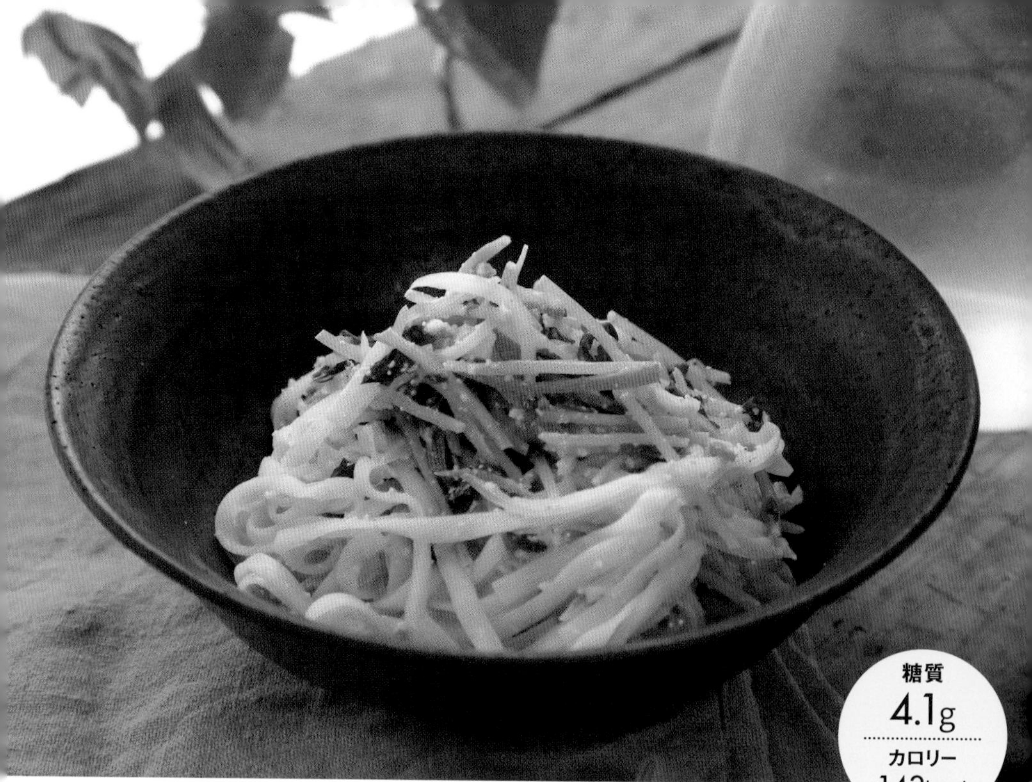

糖質
4.1g
カロリー
143kcal

生クリームでとろ～り美味しい

糖質0麺のたらこクリームソース

10分以内　100円以内

材料（1人分）

糖質0麺 …… 2/3袋（120g）
玉ねぎ …… 20g
にんじん …… 1cm（6g）
豆苗 …… 30g
生クリーム（植物性脂肪）
…… 大さじ1（20ml）
低脂肪牛乳
…… 1/4カップ（40ml）
たらこ …… 10g
白こしょう …… 少々
白ダシしょうゆ
…… 小さじ1（4g）

作り方

1 糖質0麺は、水気を切る。

2 玉ねぎ、にんじんは千切りにし、さっと茹でる。豆苗は3cm幅に切り、さっと茹でる。

3 フライパンに生クリーム、牛乳を入れ、弱火にかけ少しとろみがついたら、ほぐしたたらこを入れ、糖質0麺、2を入れ、からめる。

4 白こしょう、白ダシしょうゆを入れ、味を調え、器に盛り付ける。

ワンポイントアドバイス たらこは、たんぱく質、ビタミン、ミネラルをたくさん含む食材ですが、塩分が多め。塩分を摂りすぎないように上手に味付けに活かしたので、生クリームと牛乳でマイルドに仕上げています。

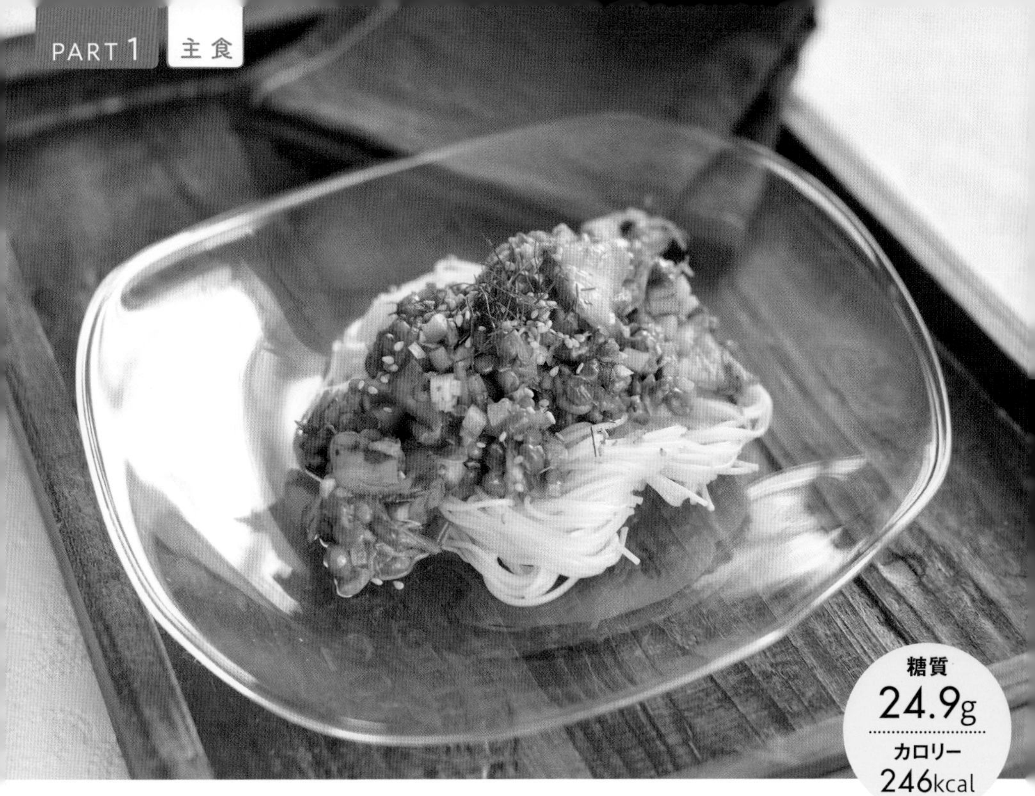

糖質
24.9g
カロリー
246kcal

そうめんもいつもと違ったアレンジで

ダイエット納豆そうめん

5分以内 100円以内

材料（1人分）

きゅうり …. 6cm（30ｇ）
長ねぎ …. 2cm（4ｇ）
キムチ …. 50ｇ
納豆 …. 1パック（50g）
ごま油 …. 小さじ1/2（2g）
そうめん（乾） …. 1/2束（25g）
白ごま …. 適量（0.5ｇ）
糸唐辛子 …. 少々

作り方

1 鍋にお湯を沸かす。

2 きゅうりは小さめの角切りに、長ねぎはみじん切りにする。キムチが大きい場合は、食べやすい大きさに切る。

3 キムチ、納豆、きゅうり、長ねぎ、ごま油を混ぜ合わせる。

4 そうめんを茹でる。茹で終わったら氷水でしめ、水を切り、器に盛り付け、上に3を盛りつけ、白ごま、糸唐辛子を飾る。

ワンポイントアドバイス 納豆が体にいいのは有名。納豆に含まれるナットウキナーゼという酵素は、血栓を溶かす効果があります。整腸作用・免疫力アップも期待できます。

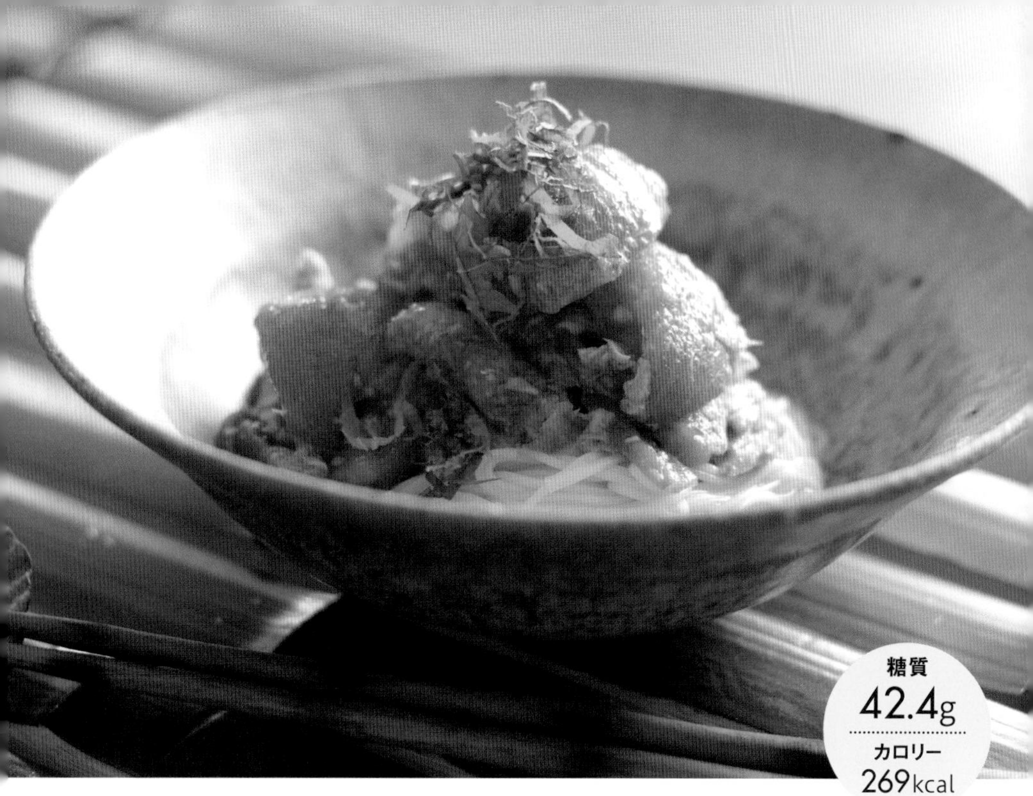

糖質
42.4g
カロリー
269kcal

スッキリ爽やかなのに食べ応え満点!

ナスとツナの冷やしそうめん

10分以内　100円以内

材料（1人分）

ナス …. 1/2個（50g）
トマト …. 1/2個（70g）
ツナ（水煮缶） …. 30g
ダシわりしょうゆ
…. 小さじ2（10g）
おろししょうが …. 適量（2g）
オリーブ油 …. 小さじ1（3g）
そうめん（乾） …. 1束（50g）
大葉 …. 1枚（0.5g）
レモン汁 …. 小さじ1（3g）

作り方

1 ナスはグリルで焼いて皮をむき、適当な大きさに切り分ける。トマトは湯むきして、3等分にする。

2 ボウルに1、ツナ、ダシわりしょうゆ、おろししょうが、オリーブ油を加えて和え、冷蔵庫で冷やしておく。

3 そうめんを茹でて、しっかり冷水で冷やす。器にそうめん、2の順で盛り付け、千切りにした大葉を飾り全体にレモン汁をかける。

ワンポイントアドバイス　トマトは湯むきすることで、口当たりが滑らかになります。トマトに十文字に浅い切り目を入れ、皮にしわが寄るまで熱湯につけたらすぐに冷水に取り、皮がはじけた部分からむくことで、簡単に仕上がります。

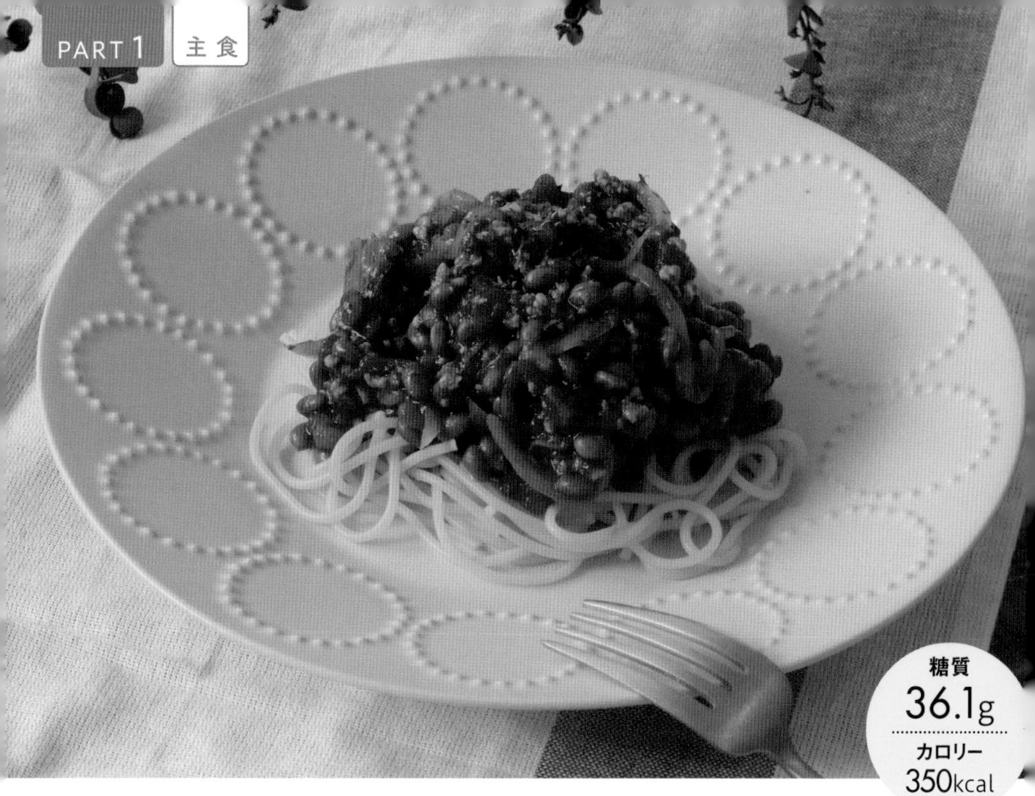

糖質
36.1g
カロリー
350kcal

トマトと納豆で、内臓疲労回復+小腸活性化

納豆とトマトのピリ辛パスタ

15分以内　100円以内

材料（1人分）

玉ねぎ …. 40g
サラダ油 …. 小さじ1/2（2g）
鶏ひき肉 …. 30g
カットトマト缶 …. 80g
めんつゆ(2倍濃縮)
…. 小さじ2（10g）
納豆 …. 1パック（40g）
納豆のたれ …. 1袋
スイートチリソース…. 小さじ1(4g)
スパゲッティ（乾） …. 40g
粉パセリ …. 少々

作り方

1 玉ねぎは千切りにし、電子レンジで加熱する（500Wで20～30秒が目安）。

2 フライパンにサラダ油を入れ火にかけ、鶏ひき肉を入れ炒める。

3 2に1、カットトマト缶、めんつゆを入れひと煮立ちさせ、火を止め、納豆、納豆のたれ、スイートチリソースを入れて混ぜ合わせる。

4 鍋にお湯を沸かし、スパゲッティを入れて茹でる（塩は入れずに茹でる）。

5 器に4を盛り付け3をのせ、粉パセリを振る。

ワンポイントアドバイス　トマトに含まれるリコピンは、抗酸化作用の高い成分として知られるビタミンEの100倍もの抗酸化力を持っているといわれています。体内のサビ取りにぴったりの食品なのです。トマト缶を使って手軽に摂取しましょう。

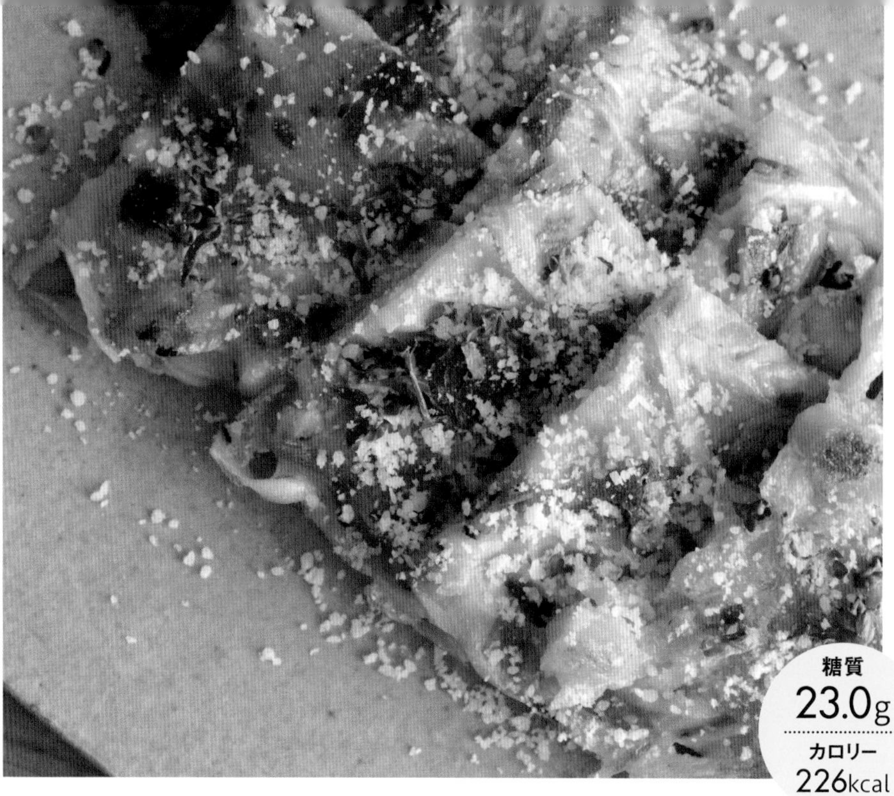

糖質
23.0g
カロリー
226kcal

洋風なチヂミはいかが?

ベーコンとチーズ ドライトマトのチヂミ

10分以内　100円以内　フライパン

材料（1人分）

ベーコン …… 8g
長ねぎ …… 7cm（15g）
ドライトマト …… 15g
バジル …… 適量（1g）
シュレッドチーズ …… 5g
小麦粉 …… 大さじ2（15g）
片栗粉 …… 小さじ2（5g）
水 …… 大さじ2（25ml）
卵 …… 1/2個（15g）
オリーブ油 …… 小さじ1（3g）
パセリ …… 適量（0.1g）
パルメザンチーズ
…… 小さじ1/2（1g）

作り方

1 ベーコンは小さめのさいの目切り、長ねぎは千切り、ドライトマトはみじん切り、バジルは千切りにし、すべてボウルに入れる。

2 ボウルにシュレッドチーズ、小麦粉、片栗粉、水、卵を入れ、よく混ぜる。

3 フライパンにオリーブ油をひき 2 を流し、弱火で両面焼く。

4 食べやすい大きさに切り、器に盛り、パセリ、パルメザンチーズを散らす。

ワンポイントアドバイス　チヂミは韓国料理の一つですが、ベーコン、チーズといった西洋食材との相性も抜群。ベーコンとチーズの塩味が、ドライトマトの酸味とよく合います。

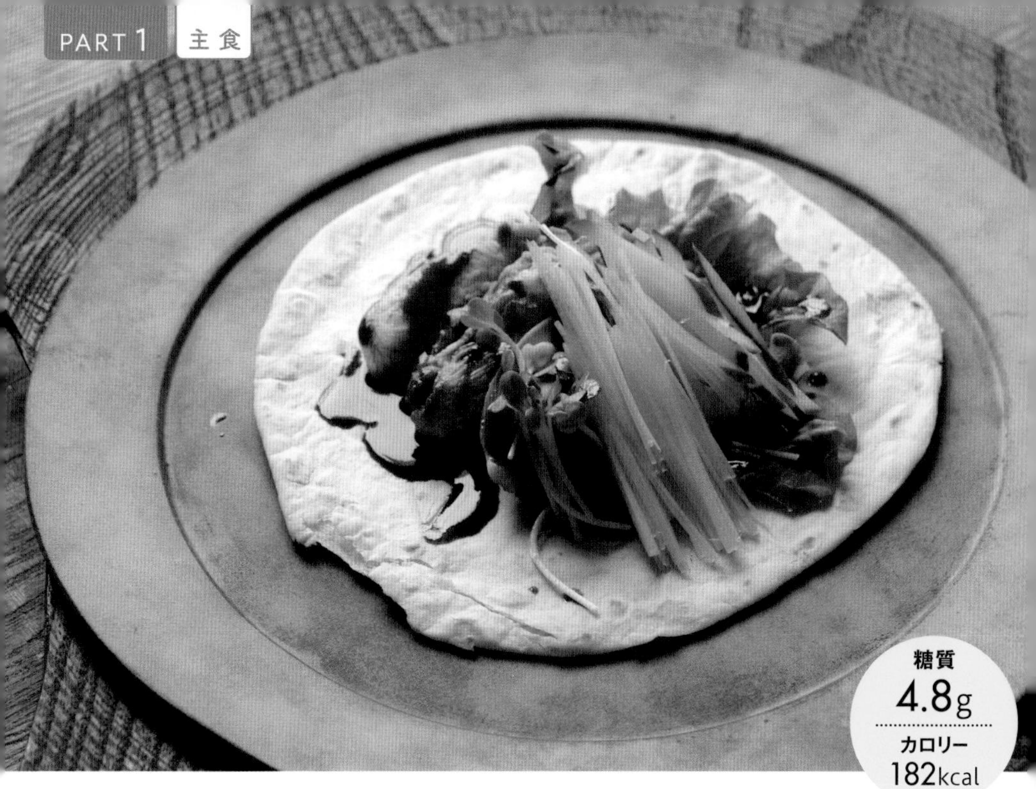

糖質
4.8g
カロリー
182kcal

タコスは中華風にしました。

チキンのチャイニーズタコス

10分以内 100円以内

材料（1人分）

トルティーヤ …… 1枚（30g）
長ねぎ …… 2cm（5g）
きゅうり …… 1cm（7g）
かいわれ大根 …… 2g
鶏もも肉 …… 35g
テンメンジャン …… 小さじ1（8g）
みりん …… 小さじ1/2（3g）
しょうゆ …… 小さじ1/2（2g）
リーフレタス …… 3g

作り方

1 トルティーヤはフライパンで両面軽くあぶる。
2 長ねぎは白髪ねぎにし、きゅうりは千切り、かいわれ大根は食べやすい長さに切る。
3 鶏もも肉は薄切りにし、お湯で茹でる。
4 ボウルにテンメンジャン、みりん、しょうゆを入れて混ぜ、ソースを作る。
5 器にトルティーヤをひき、リーフレタス、3、4をのせ、2をのせてできあがり。

ワンポイントアドバイス　トルティーヤがあればすぐにできてしまう、料理初心者にもぴったりなレシピ。最近スーパーでもよく見かけるようになったトルティーヤを使って、上手に時短しましょう。

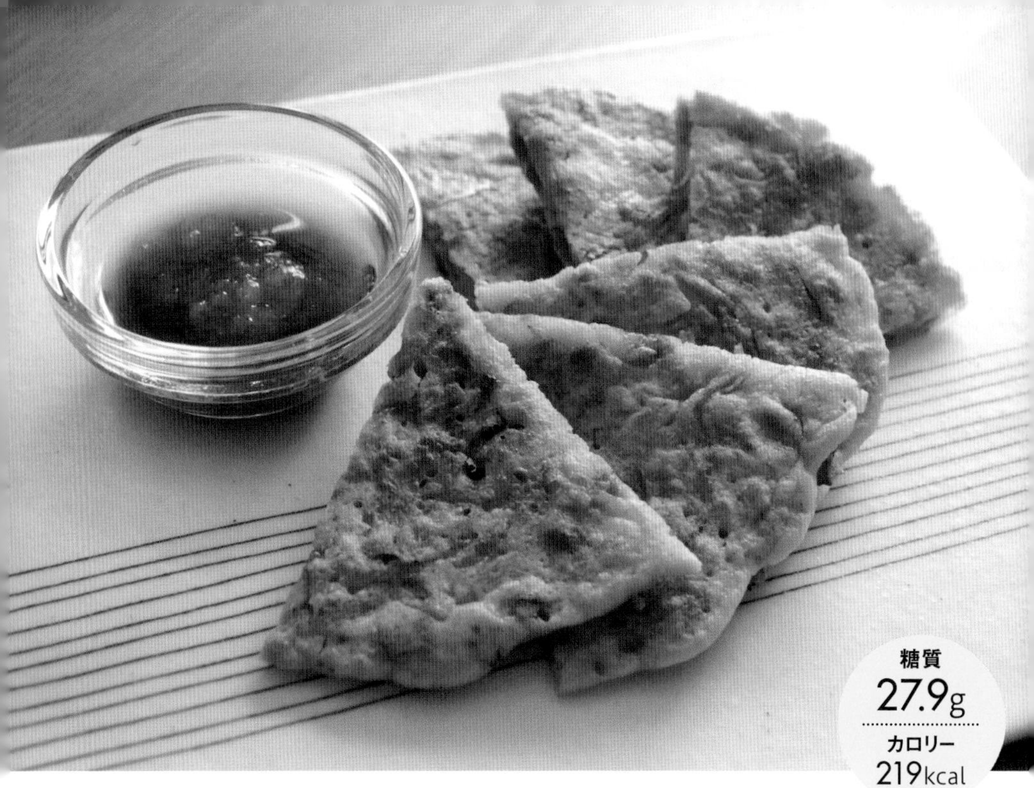

糖質
27.9g
カロリー
219kcal

大根おろしでさっぱりと仕上げました

梅と大葉 納豆のチヂミ

10分以内　50円以内　フライパン

材料（1人分）

梅肉 …. 大さじ1/2（8g）
大葉 …. 2枚（1g）
大根 …. 少々（7g）
ポン酢しょうゆ
…. 小さじ1（5g）
小麦粉 …. 大さじ2（20g）
片栗粉 …. 大さじ1（10g）
卵 …. 1/2個（10g）
塩 …. 少々
水 …. 大さじ2（25ml）
白ごま …. 適量（1g）
納豆 …. 1/2パック（20g）
ごま油 …. 小さじ1（3g）

作り方

1 梅肉を包丁でよくたたき、大葉は千切りにする。

2 大根をおろし、ポン酢しょうゆと合わせる。

3 ボウルに小麦粉、片栗粉、卵、塩、水を入れ、よく混ぜ、1、白ごま、納豆を入れ、混ぜる。

4 フライパンにごま油をひき、3を薄くのばし中火で焼き、チヂミのまわりが乾いてきたらひっくり返し、両面を焼き、食べやすい大きさに切る。

5 器に4を盛りつけ、2を添える。

ワンポイントアドバイス　大根おろしと梅肉でさっぱりとした口当たりにしているので、おつまみにも最適。生地を溶いたあとに10分おくと、モチモチ感がアップしますよ。

PART

2

主菜

［肉類］

「肉というと、脂たっぷりで不健康。
野菜がベストだし、せめて魚で我慢」なんて…、
これも糖質オフへの誤解あるあるです。
肉は意外に低糖質。特に鶏肉がお勧め。
豚肉や牛肉のレシピもご用意しました。
脂を摂りすぎないようにしつつ付き合えば、
肉こそ糖質オフの頼もしい味方になるのです。

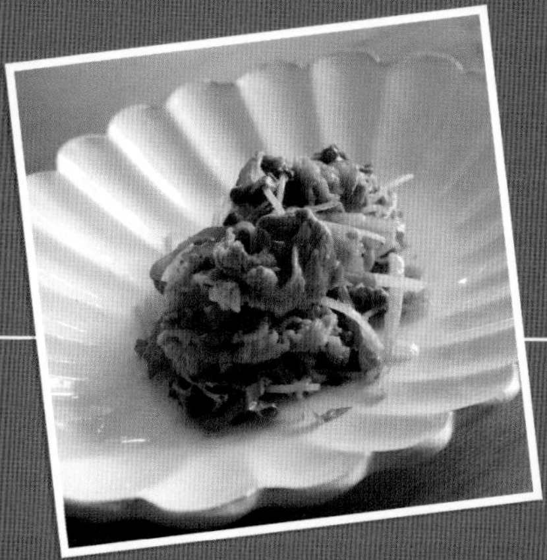

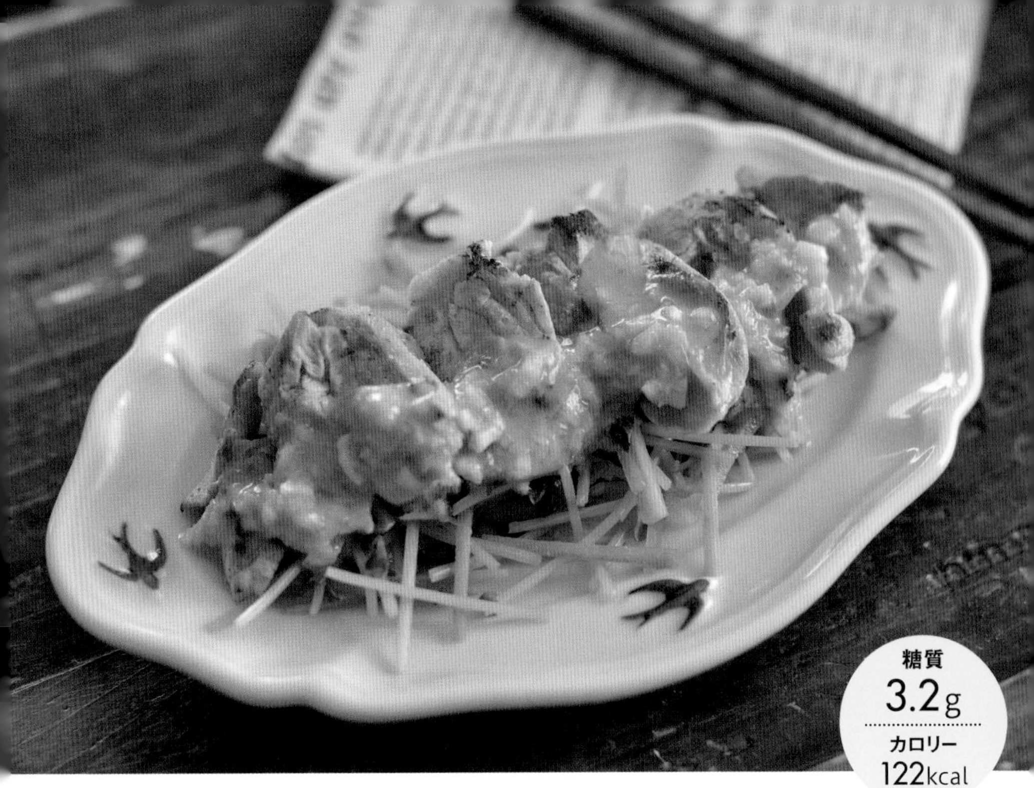

糖質
3.2g
カロリー
122kcal

濃厚ソースがたっぷりからむのに、糖質はたったの3.2g

鶏肉のソテーねぎみそソース

10分以内　100円以内　冷蔵OK

材料（1人分）

鶏もも肉（皮なし）…… 50g
酒……小さじ1（5g）と小さじ1（4g）
白こしょう …… 少々
サラダ油 …… 小さじ1（3g）
豆苗 …… 30g
にんじん …… 1cm（10g）
白ダシしょうゆ……小さじ1/2（2g）
練りわさび …… 適量（1g）
長ねぎ …… 2cm（4g）
白みそ …… 小さじ1/2（4g）
しょうゆ …… 小さじ1/2（1g）

作り方

1 鶏もも肉は観音開きにし、酒小さじ1（5g）、白こしょうで下味をつけ、フライパンにサラダ油を入れ火にかけ、両面を焼き、そぎ切りにする。

2 豆苗は食べやすい長さに切り、にんじんは千切りにして、さっと湯通しする。

3 ボウルに白ダシしょうゆ、練りわさびを入れて混ぜ、2を加え、混ぜ合わせる。

4 ボウルにみじん切りにした長ねぎ、白みそ、酒小さじ1（4g）、しょうゆを入れ、混ぜ合わせる。

5 器に3を盛りつけ、1をのせ、4をかける。

ワンポイントアドバイス
淡白な味の鶏もも肉には、濃厚なねぎみそがマッチします。豆苗とにんじんを加えることで、野菜も摂れて満足感が得られるレシピです。

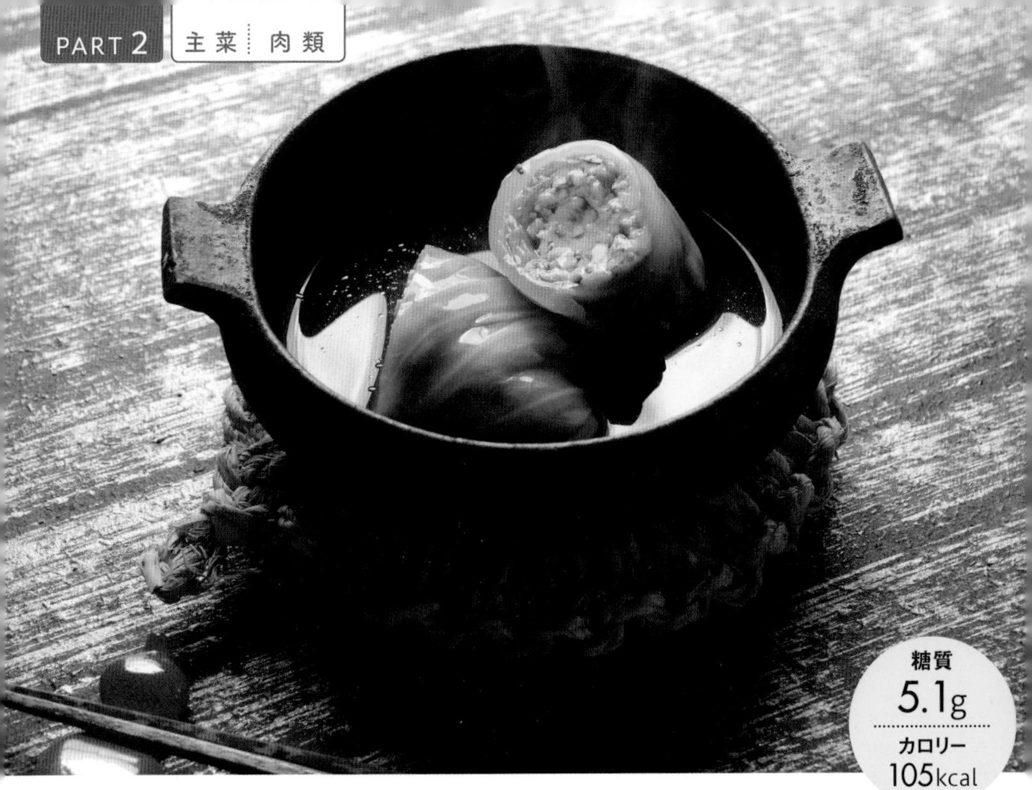

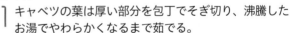

糖質
5.1g
カロリー
105kcal

かつおダシで、ほっとする味わいに

和風ロールキャベツ

15分以内　100円以内

材料（1人分）

キャベツ …… 30g
まいたけ …… 6g
大葉 …… 2枚（1g）
鶏ひき肉 …… 40g
塩 …… 少々
かつおダシ
…… 1/2カップ（120ml）
みりん …… 小さじ1（5g）
しょうゆ …… 小さじ1（5g）
片栗粉 …… 小さじ1（2g）
水 …… 適量（2ml）

作り方

1 キャベツの葉は厚い部分を包丁でそぎ切り、沸騰したお湯でやわらかくなるまで茹でる。

2 まいたけと大葉をみじん切りにする。

3 ボウルに鶏ひき肉、2、塩を入れよく練る。

4 キャベツの葉で3を包み、巻き終わりをつまようじで留め、沸騰したお湯でロールキャベツの中心に火が通るまで茹でる。

5 鍋にかつおダシ、塩、みりん、しょうゆを入れて温め、水溶き片栗粉でとろみをつけ、ロールキャベツも入れ軽く煮込み、器に盛りつける。

ワンポイントアドバイス 味と香りのアクセントとして加えた大葉ですが、ビタミンを多く含む栄養の優等生でもあります。特にβカロテンの含有量は、野菜の中でトップクラス！　β-カロテンは皮膚や粘膜の健康を維持し、抵抗力を高めます。

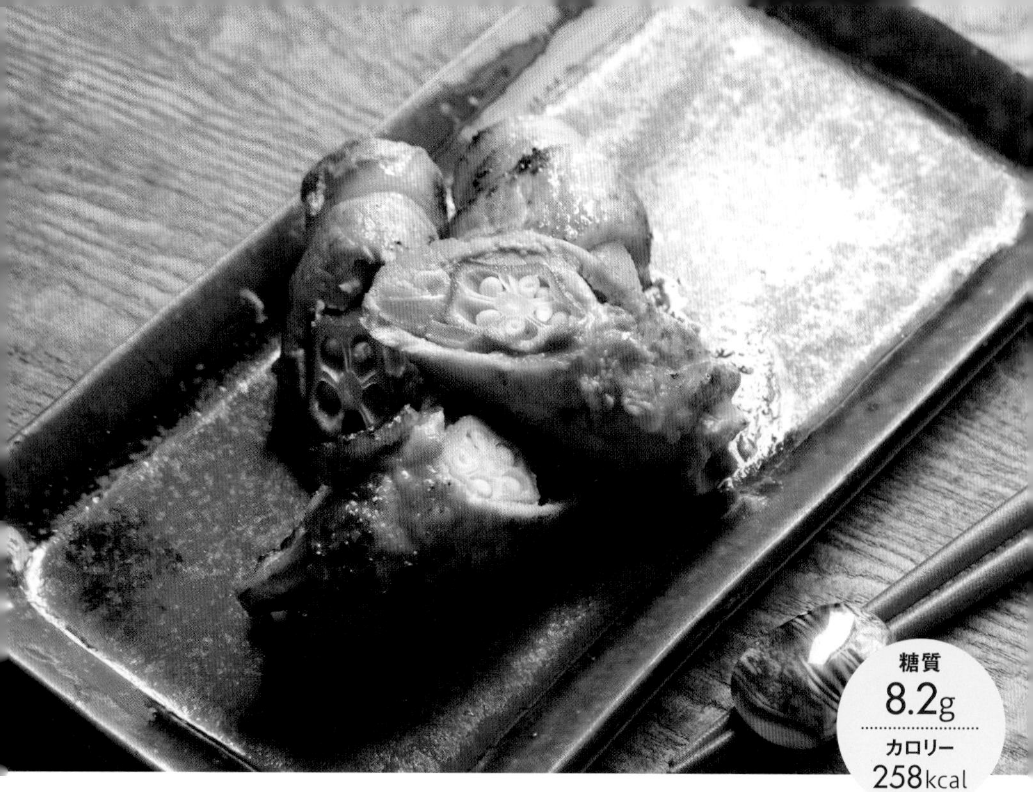

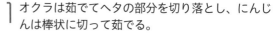

糖質
8.2g
カロリー
258kcal

肉巻きはお弁当にも嬉しい味方

オクラの肉巻きごま風味

15分以内 100円以内 冷蔵OK

材料（1人分）

オクラ …… 2本
にんじん …… 1cm（12g）
豚ロース肉 …… 50g
白練りごま …… 小さじ1（6g）
片栗粉 …… 小さじ2（5g）
サラダ油 …… 小さじ1（5g）
ポン酢しょうゆ
…… 小さじ1（5g）
みりん …… 小さじ1（5g）

作り方

1 オクラは茹でてヘタの部分を切り落とし、にんじんは棒状に切って茹でる。

2 豚肉は端が重なるように並べ、片面に白練りごまを塗り広げ、白練りごまを塗った面が内側になるようにオクラ、にんじんをのせて巻く。

3 豚肉の表面に片栗粉をまぶし、フライパンにサラダ油を入れて火にかけ、焼く。火が通ったら余分な油はキッチンペーパーで拭き取る。

4 合わせておいたポン酢しょうゆ、みりんをフライパンに入れ、豚肉にからめ、食べよい大きさに切り分け、器に盛り付ける。

ワンポイントアドバイス 気軽にアレンジすることができるのも肉巻きのいいところ。練りごまを足すことで栄養が吸収されやすくなるなど、食材同士の相乗効果が期待できます。

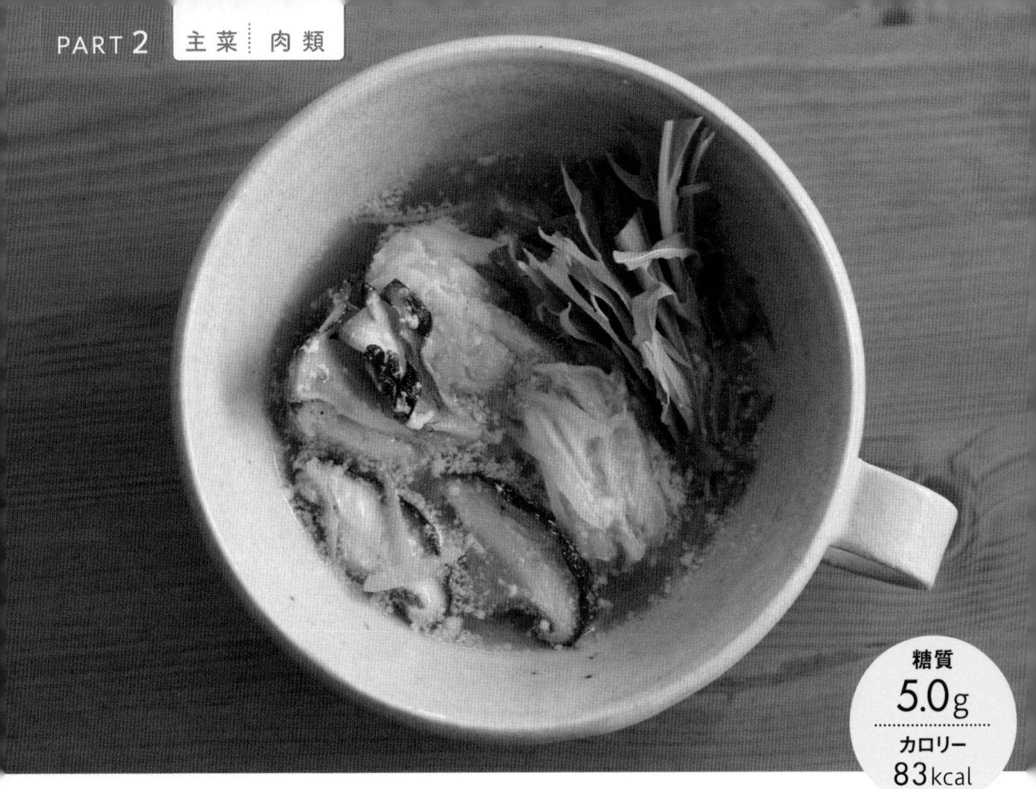

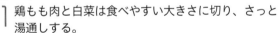

糖質
5.0g
カロリー
83kcal

手軽にたんぱく質までしっかり補給☆

鶏の豆乳スープ仕立て

10分以内　100円以内　冷蔵OK

材料（1人分）

鶏もも肉（皮なし）…… 35g
白菜 …… 15g
まいたけ …… 15g
しいたけ …… 1枚（10g）
かつおダシ
…… 1/2カップ（85ml）
みりん …… 小さじ1（8g）
しょうゆ
…… 小さじ1/2（2g）
塩 …… 少々
豆乳 …… 大さじ1（15ml）
ゆず皮 …… 適量（3g）
水菜 …… 8g

作り方

1 鶏もも肉と白菜は食べやすい大きさに切り、さっと湯通しする。

2 食べよい大きさに切ったまいたけ、しいたけを網で焼く。

3 鍋にかつおダシ、みりん、しょうゆ、塩を入れて温め豆乳を加え、1、2を加え、鶏もも肉に火が通るまで加熱する。

4 器に盛りつけ、千切りにしたゆず皮を散らし、食べやすい大きさに切った水菜を添える。

ワンポイントアドバイス 豆乳に含まれる植物性たんぱく質は、栄養素の吸収速度を緩やかにさせる力があります。満腹感につなげることができるため、ダイエットの強い味方になってくれます。豆乳は加熱をしても、味や栄養価がほとんど変わらないのも魅力です。

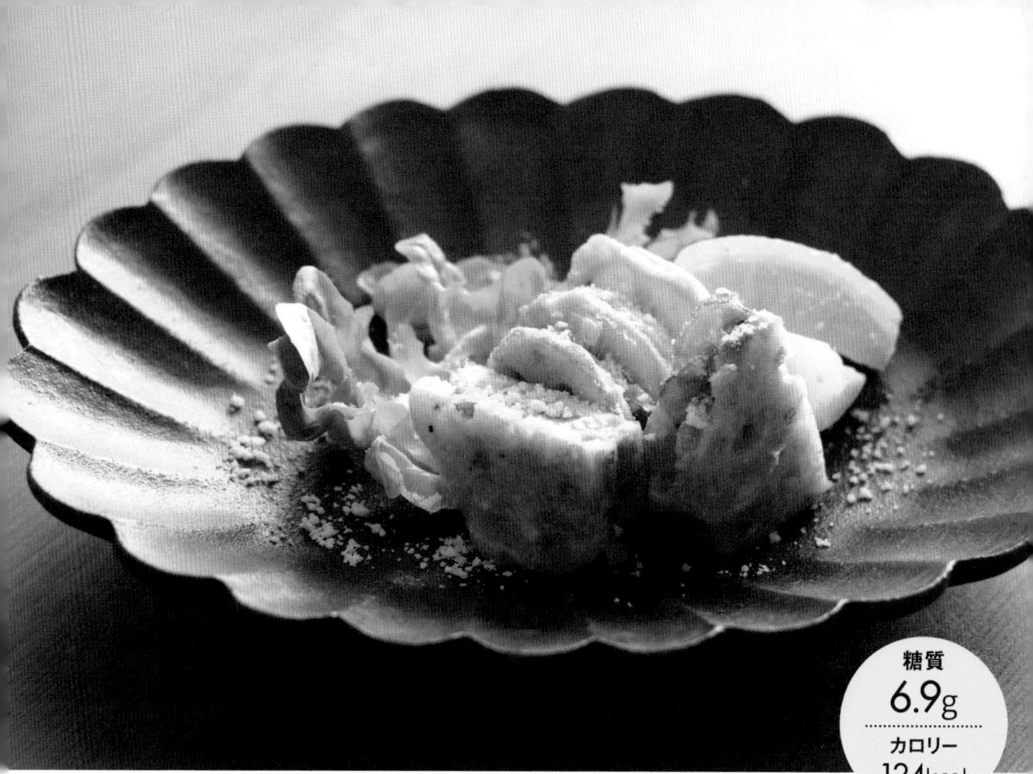

糖質
6.9g
カロリー
124kcal

シャキッとした触感が魅力のイタリアン

レンコンのはさみピカタ

15分以内 100円以内 冷凍OK フライパン

材料（1人分）

鶏ひき肉 …… 20g
玉ねぎ …… 5g
しめじ …… 5g
塩 …… 少々
こしょう …… 少々
レンコン …… 35g
小麦粉 …… 適量（1g）
卵 …… 1/2個（12g）
オリーブ油 …… 小さじ1（3g）
レタス …… 5g
レモン …… 10g
イタリアンパセリ
…… 適量（1g）
パルメザンチーズ
…… 小さじ1/2（1g）

作り方

1 鶏ひき肉に、みじん切りした玉ねぎ、しめじ、塩、こしょうを混ぜる。

2 レンコンは厚さ0.5㎝程度にスライスする。レンコンに1を挟み、小麦粉、塩、こしょうを入れて混ぜた卵をつけ、オリーブ油をひいたフライパンで焼く。

3 器にレタスをひき2を盛り付け、レモン、イタリアンパセリ、パルメザンチーズを散らす。

ワンポイントアドバイス ピカタは、イタリア料理のひとつで、肉や魚の薄切りに小麦粉と溶き卵をつけて焼いたものを指します。今回はレンコンで挟んで、食感も楽しいレシピにアレンジしました。

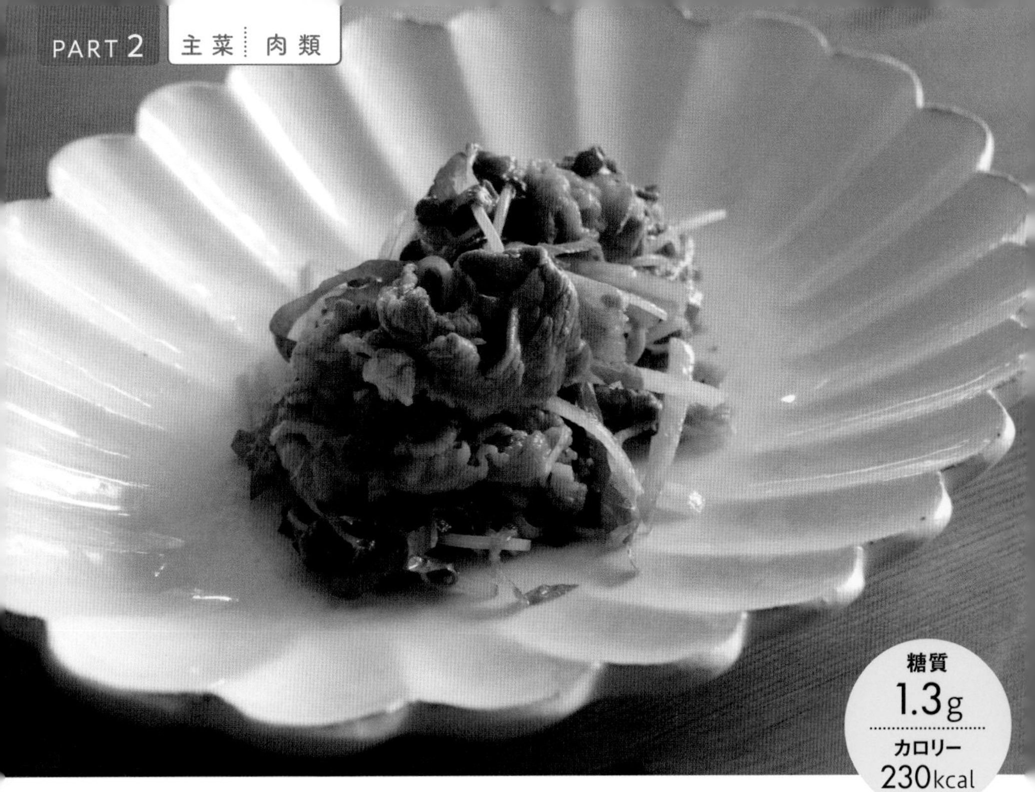

糖質
1.3g
カロリー
230kcal

脂と糖質がほどよくカットされ、もたれず食べやすい

牛しゃぶとお野菜 オリーブオイルでさっぱりと

5分以内 100円以内 冷蔵OK

材料（1人分）

牛バラ肉 …… 30 g
大根 …… 1cm（20 g）
大葉 …… 4枚（2 g）
豆苗 …… 10 g
オリーブ油
 …… 大さじ1（10 g）
塩 …… 少々
こしょう …… 少々
ピンクペッパー …… 少々
バルサミコ酢
 …… 小さじ1/2（3 g）

作り方

1 牛バラ肉をさっと茹で、冷水にさらし水を切る。

2 大根は皮をむいて千切りにし、大葉はざく切り、豆苗はさっと茹で冷水にさらし、水気をよく切る。

3 ボウルに 1、2、オリーブ油、塩、こしょう、ピンクペッパー、バルサミコ酢を入れて和え、器に盛りつける。

ワンポイントアドバイス ほどよく脂ののった牛バラ肉は、値段がお手頃で食べやすいのも魅力。冷しゃぶにすることで、余分な脂を落として、さっぱりと食べることができます。

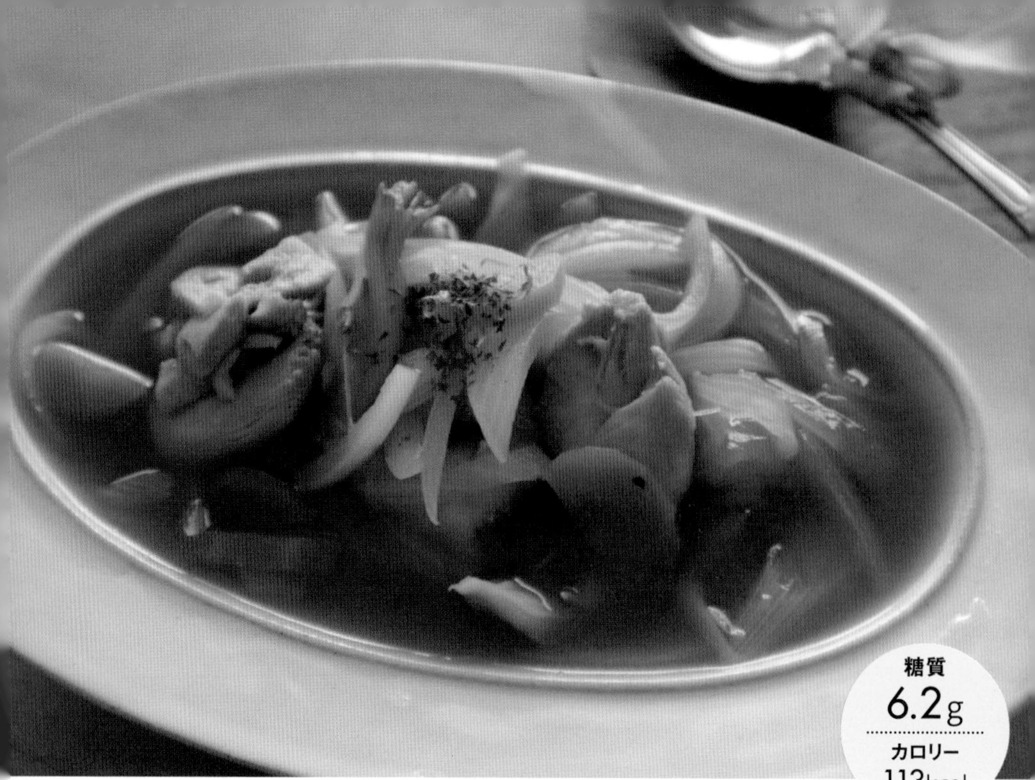

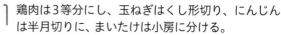

糖質
6.2g
カロリー
113kcal

ほっこりスープで口もお腹も満たされる

鶏肉とまいたけのスープ煮

10分以内　100円以内　冷蔵OK

材料（1人分）

鶏もも肉（皮なし）
…. 60 g
玉ねぎ …. 1/3個（60g）
にんじん …. 1cm（10g）
まいたけ
…. 1/3パック（30g）
水 …. 1カップ（200ml）
コンソメ …. 小さじ1（2g）
しょうゆ
…. 小さじ1/2（1g）
粗びき黒こしょう …. 少々
粉パセリ …. 少々

作り方

1 鶏肉は3等分にし、玉ねぎはくし形切り、にんじんは半月切りに、まいたけは小房に分ける。

2 鍋に水、コンソメを入れ火にかけ、1を入れて弱火で煮る。

3 2の水分が半分くらいになったら、しょうゆ、粗びき黒こしょうを入れ、味を調えて盛り付け、粉パセリを振る。

ワンポイントアドバイス
まいたけには、食物繊維・不溶性βグルカンとナイアシンが含まれています。βグルカンは、腸内環境を整えてくれてデトックスが期待できます。ナイアシンは、たんぱく質や脂質、炭水化物の代謝をサポートする栄養素。まいたけはまさに、ダイエットや美容に最適な食材なのです。

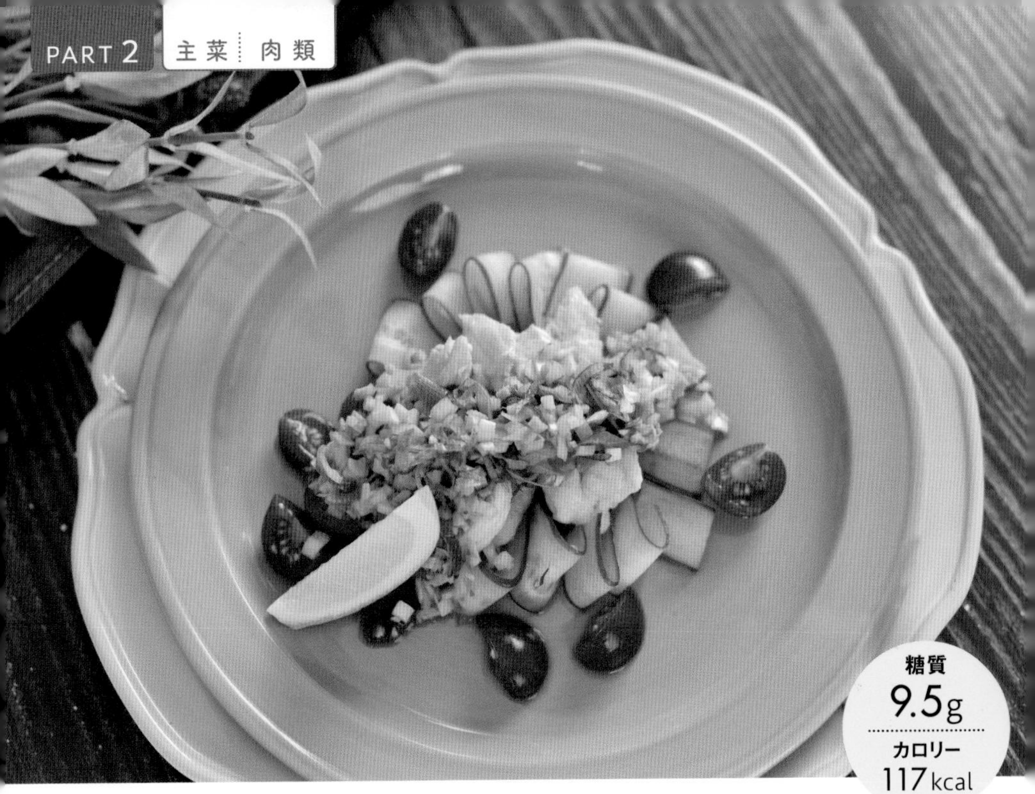

糖質
9.5g
カロリー
117kcal

爽やかな香りがやみつきに

鶏肉のスタミナ薬味がけ

100円以内　冷蔵OK

材料（1人分）

しょうが …. 1/2かけ（5g）
にんにく …. 1/3片（3g）
長ねぎ …. 5cm（10g）
みょうが …. 5g
大葉 …. 2枚（1g）
しょうゆ….小さじ1/2（3g）
ポン酢しょうゆ
…. 小さじ1/2（3g）
レモン汁….小さじ1/2(3g)
鶏むね肉（皮なし） …. 60g
片栗粉 …. 小さじ2（6g）
かつおダシ …. 適量
きゅうり …. 6cm（30g）
ミニトマト …. 3個
レモン …. 10g

作り方

1 しょうが、にんにく、長ねぎはみじん切り、みょうがは輪切り、大葉は千切りにする。

2 ボウルに1、しょうゆ、ポン酢しょうゆ、レモン汁を入れて和えておく。

3 鶏むね肉は観音開きにし、フォークで穴を開け、片栗粉を全体にまぶす。

4 鍋にかつおダシを入れ火にかけ、沸騰したら3を入れて火を止め、フタを閉め、火が通ったら取り出し（目安時間20分程度）、適当な大きさに切り分ける。

5 きゅうりはピーラーでスライスし、ミニトマトは4等分に切り分ける。

6 器に4、5を盛り付け、2をかけ、くし形に切ったレモンを添える。

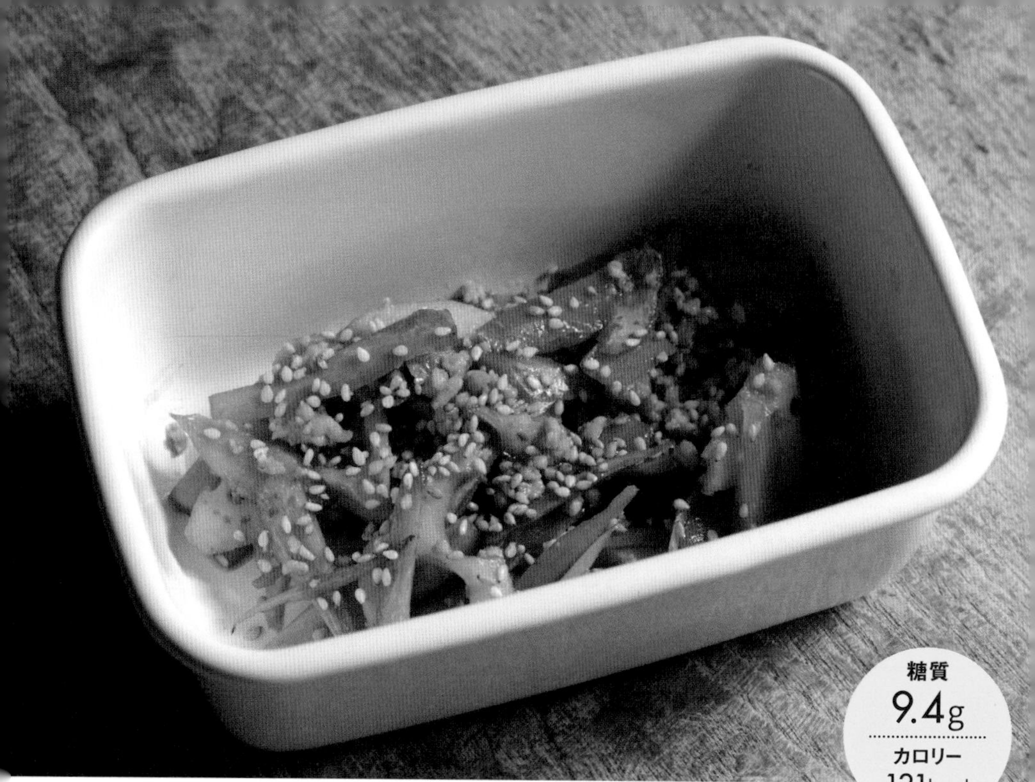

糖質
9.4g
カロリー
131kcal

常備菜は忙しい主婦の強い味方★

ひき肉と根菜の常備菜

10分以内　50円以内　冷蔵OK

※動画では3倍量で調理

材料（1人分）

鶏ひき肉 …. 20g
にんじん …. 1cm（10g）
ごぼう …. 15cm（20g）
レンコン …. 20g
サラダ油 …. 小さじ1（3g）
かつおダシ
…. 大さじ2（30ml）
みりん …. 小さじ1/2（4g）
きび砂糖 …. 小さじ1（2g）
しょうゆ …. 小さじ1（4g）
白ごま …. 適量（1g）
ごま油 …. 適量（1g）

作り方

1 鍋にお湯を沸かし、鶏ひき肉を入れてほぐし、ザルに上げる。

2 にんじん、ごぼうはささがき、レンコンはいちょう切りにし、鍋にサラダ油をひき、にんじん、ごぼう、レンコン、鶏ひき肉をさっと炒める。

3 かつおダシ、みりん、きび砂糖、しょうゆを入れ強火で煮切り、火を止めて白ごま、ごま油を和えて、保存容器で保存する。

ワンポイントアドバイス
日々の食事を助けてくれるお料理ストックの常備菜は、いろんなレシピを集めておきたいところ。ご飯やお弁当、おつまみにも活用しましょう。

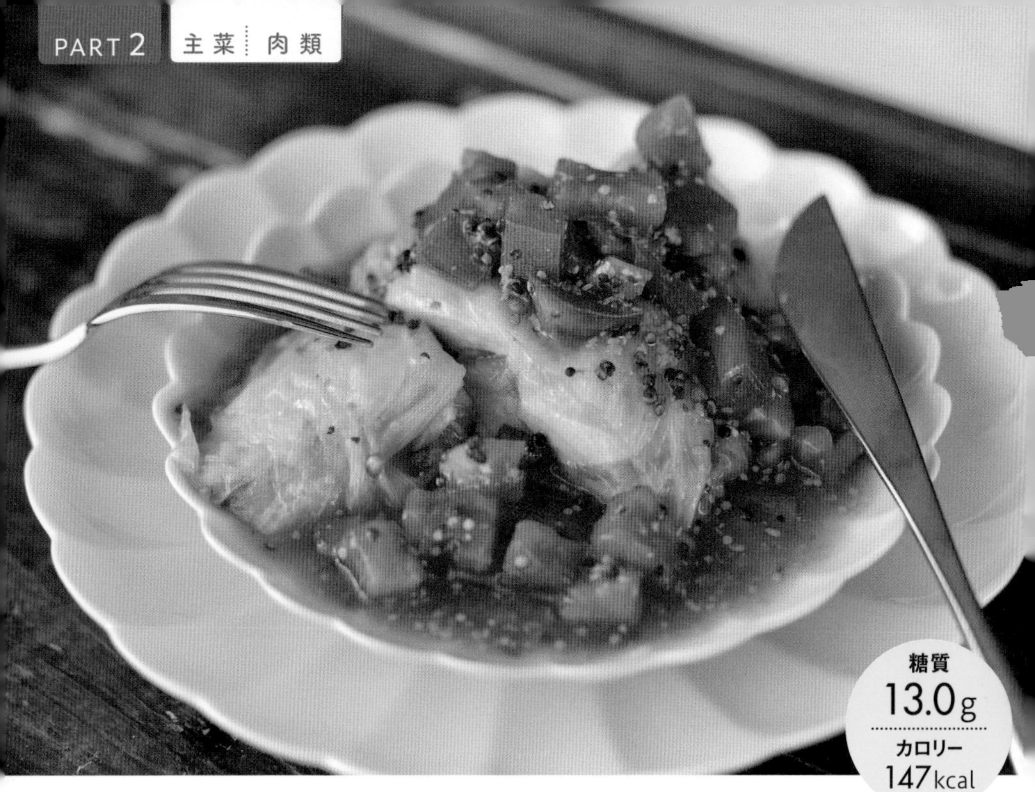

糖質
13.0g
カロリー
147kcal

レンジで簡単! 華やか美味しい

レタスと鶏の重ね蒸しトマトソース

100円以内 冷凍OK レンジ

材料(1人分)

鶏むね肉 …… 50g
レタス …… 1/4個
片栗粉 …… 小さじ2(6g)
酒 …… 大さじ1/2((8g)
塩 …… 小さじ1/4(1g)
こしょう …… 少々
白ワイン
…… 大さじ1(15ml)
トマト …… 1/2個(75g)
酢 …… 大さじ1(15g)
砂糖 …… 小さじ1(3g)
粒マスタード
…… 小さじ1(6g)

作り方

1 鶏むね肉は薄くそぎ切りにする(厚さ5~7㎜程度)。

2 レタスは根元を切り落とさず、つなげたまま半分に切る。

3 1に片栗粉、酒を揉み込み8分ほど放置する。

4 2の葉の間に3を挟みボウルに入れ、塩、こしょう、白ワインを振りかけてふんわりとラップをする。

5 600Wで8分加熱する。

6 粗い角切りにしたトマト、酢、砂糖、粒マスタードと5の茹で汁を混ぜてソースを作る。

7 5のレタスと鶏むね肉の上に、6のソースをかけてこしょうを散らし完成。

ワンポイントアドバイス
レタスの間に鶏肉を挟むことで見た目が華やかで、食感も面白く食べ応えがアップします。レンジで簡単にできるので、急なおもてなし料理にも。

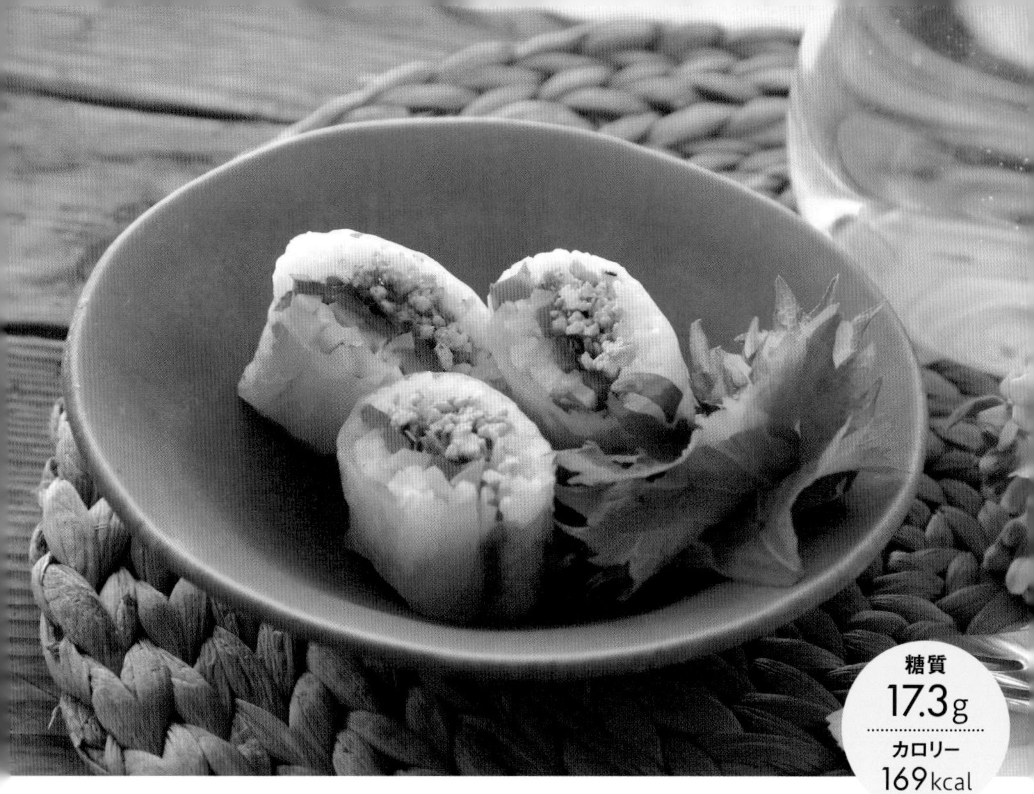

糖質
17.3g
カロリー
169kcal

色鮮やかな生春巻き。辛みがいいアクセントに

ピリ辛そぼろの生春巻き

10分以内　200円以内

材料（1人分）

ご飯 …… 40g
酢 …… 小さじ1（4g）
砂糖 …… 小さじ1/2（1g）
白ごま …… 適量（0.3g）
鶏ひき肉 …… 25g
コチュジャン …… 適量（1g）
オイスターソース
…… 小さじ1（4g）
赤パプリカ …… 8g
黄パプリカ …… 8g
かぶ …… 12g
大葉 …… 1枚（0.5g）
ライスペーパー
…… 10g（1枚）

作り方

1 ボウルにご飯を入れ、酢、砂糖、白ごまを加え、酢飯を作る。

2 鍋に湯を沸かし、鶏ひき肉を茹で、ザルに取り、水気を切る。ボウルに茹でた鶏ひき肉を入れ、コチュジャン、オイスターソースを加えて混ぜ合わせる。

3 赤パプリカ、黄パプリカ、かぶは千切りにし、さっと茹でる。大葉は千切りにする。

4 ライスペーパーはぬるま湯に全体を漬け、少し硬めで引き上げる。ライスペーパーの上に、1を広げておく。

5 4の上に味付けした鶏ひき肉、大葉、茹でた赤パプリカ、黄パプリカ、かぶをのせて巻く。食べよい大きさに切り、器に盛り付ける。

PART

3

主菜

[魚介類]

やっぱり魚介類は、糖質オフでは優等生。
本 PART でご紹介するレシピは
糖質が3gを切るものがほとんど。
味付けや野菜との組み合わせで
バリエーションを出していくことで、
単調にならずに
毎日の食生活が楽しくなるはず☆

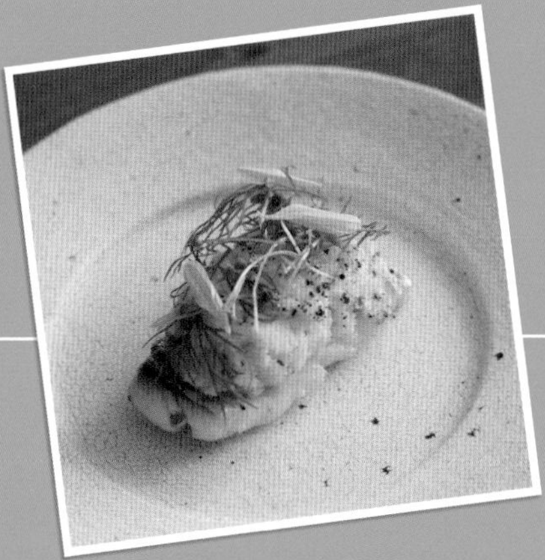

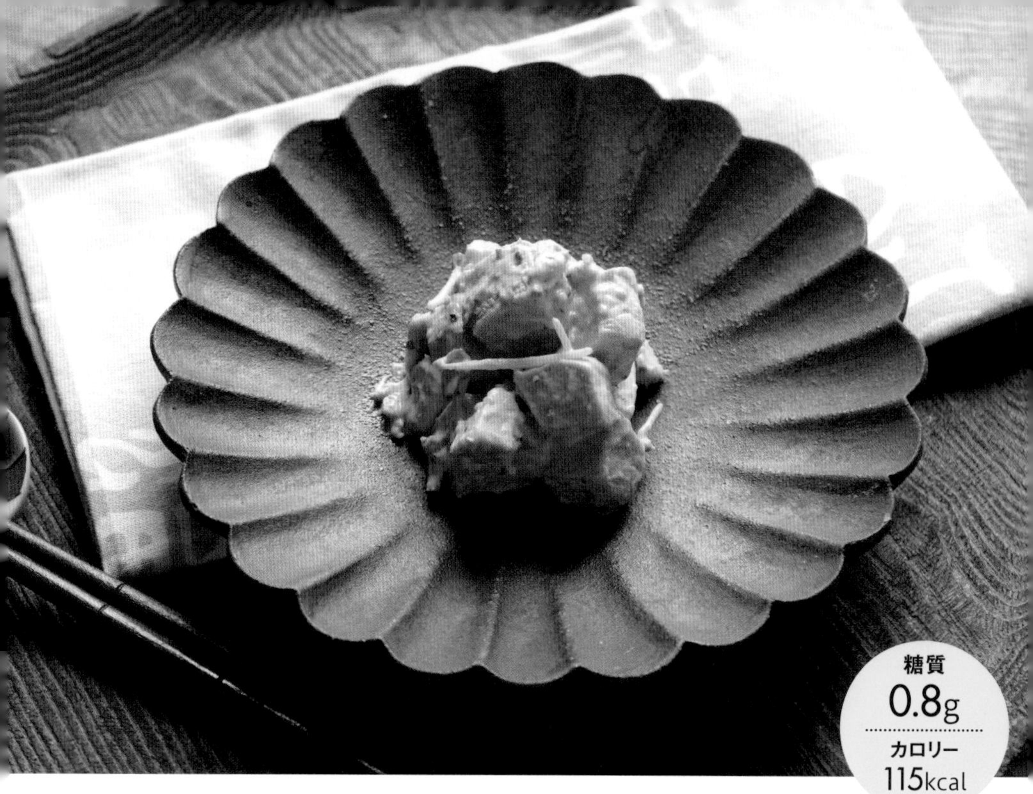

糖質
0.8g
カロリー
115kcal

アボカドとマグロはゴールデンコンビ☆

アボカドとマグロのマヨマスタード

5分以内　100円以内　冷蔵OK

材料（1人分）

マグロ …. 45 g
アボカド …. 15 g
マヨネーズ
…. 小さじ1（4g）
マスタード
…. 小さじ1/2（3g）
レモン汁 …. 適量（1g）
塩 …. 少々
こしょう …. 少々
かいわれ大根 …. 1g

作り方

1 マグロは太めのさいの目切りにし、沸騰したお湯で茹で、アボカドは皮をむき、乱切りにする。

2 ボウルにマグロ、アボカド、マヨネーズ、マスタード、レモン汁、塩、こしょう、かいわれ大根を入れてよく和え、器に盛りつける。

ワンポイントアドバイス　アボカドとマグロを組み合わせることで、たっぷり含まれるビタミン・ミネラルが、吸収されやすくなります。

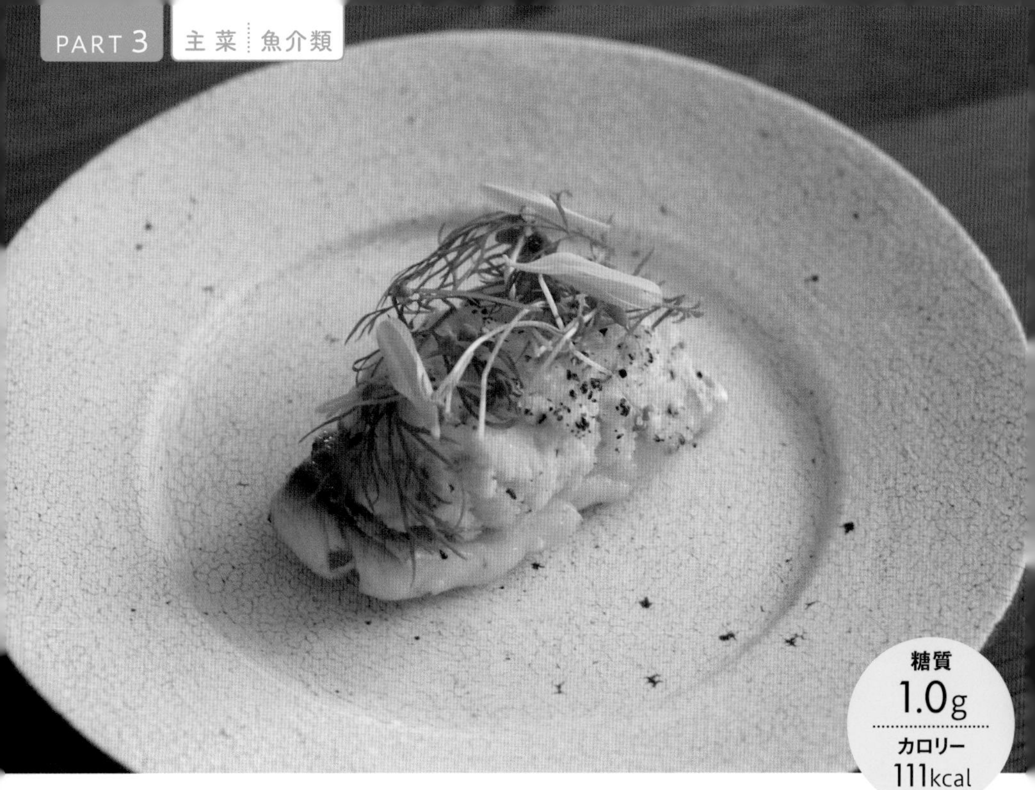

糖質
1.0g
カロリー
111kcal

本日開業!?　自宅で本格レストランの味を堪能

真鯛のカッテージチーズ焼き

10分以内　100円以内　冷蔵OK

材料（1人分）

真鯛 ···· 35 g
塩 ···· 少々
こしょう ···· 少々
サラダ油 ···· 小さじ1（3g）
カッテージチーズ ···· 15g
卵黄 ···· 適量（3g）
パン粉 ···· 小さじ1（1g）
かいわれ大根 ···· 適量（1g）
ディル ···· 適量（1g）
食用菊 ···· 適量

作り方

1 真鯛に塩、こしょうを振り、サラダ油をひいたフライパンで両面焼く。

2 ボウルにカッテージチーズ、卵黄、パン粉、塩、こしょうを入れて混ぜる。

3 真鯛に 2 をのせ、200℃のオーブンに入れ5分程焼く。

4 器に盛りつけ、かいわれ大根、ディル、食用菊を天に盛る。

ワンポイントアドバイス　フレッシュチーズの一つとして知られるカッテージチーズは、低カロリーと言われています。その上、たんぱく質やビタミンB群の割合が高く、脂質も少ないため、運動後に摂取するのにもお勧めの食材です。

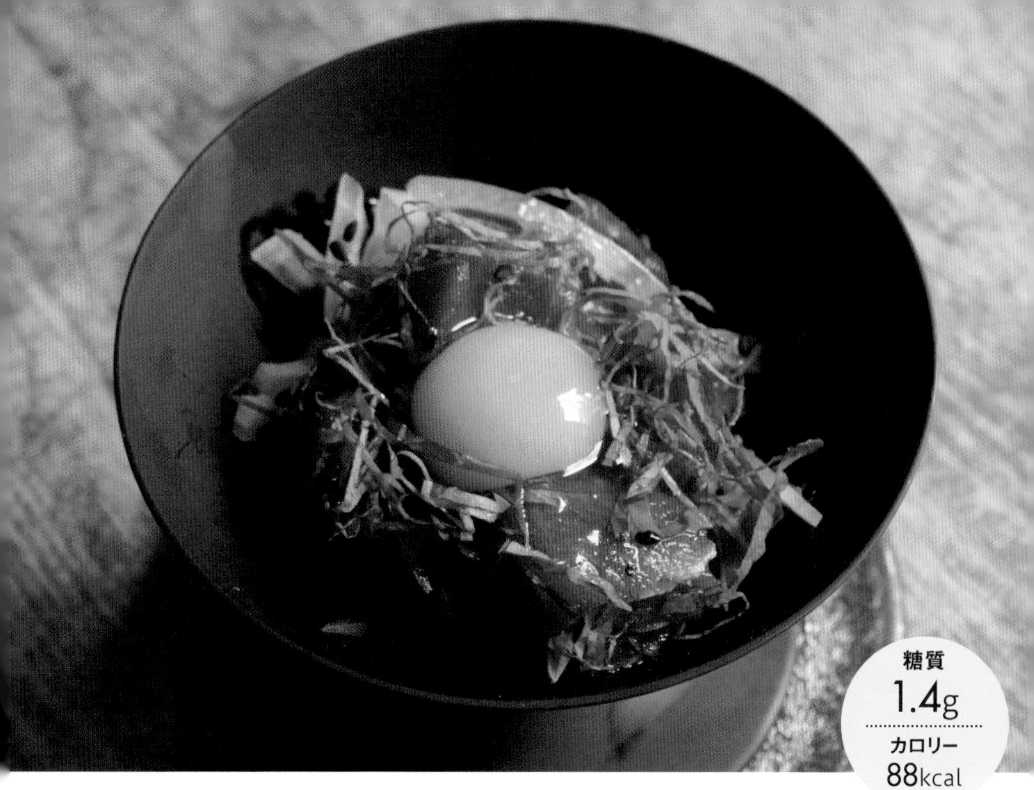

糖質
1.4g
カロリー
88kcal

美味しいだけじゃない!　豊富な栄養をいっぺんに摂取

マグロのスタミナ和え

5分以内　200円以内

材料（1人分）

マグロ …… 40g
玉ねぎ …… 15g
大葉 …… 1枚（0.5 g）
しょうゆ …… 小さじ1（5g）
にんにく …… 少々（0.5g）
ごま油 …… 小さじ1/2（2g）
白ごま …… 適量（0.5g）
うずらの卵 …… 1個（8g）

作り方

1 マグロは食べよい小さめの角切りにし、玉ねぎは薄くスライスし、水にさらす。大葉を千切りにする。

2 しょうゆとにんにくとごま油を混ぜる。

3 1と2を和えて盛り付け、千切りにした大葉、白ごまを散らし、真ん中にうずらの卵を落とす。

ワンポイントアドバイス　マグロは、頭の働きを良くするDHA、成人病を予防するEPA、動脈硬化を防ぐタウリン、貧血を予防する鉄分、良質のたんぱく質、ビタミン・ミネラルに至るまで、栄養たっぷりの健康食です。

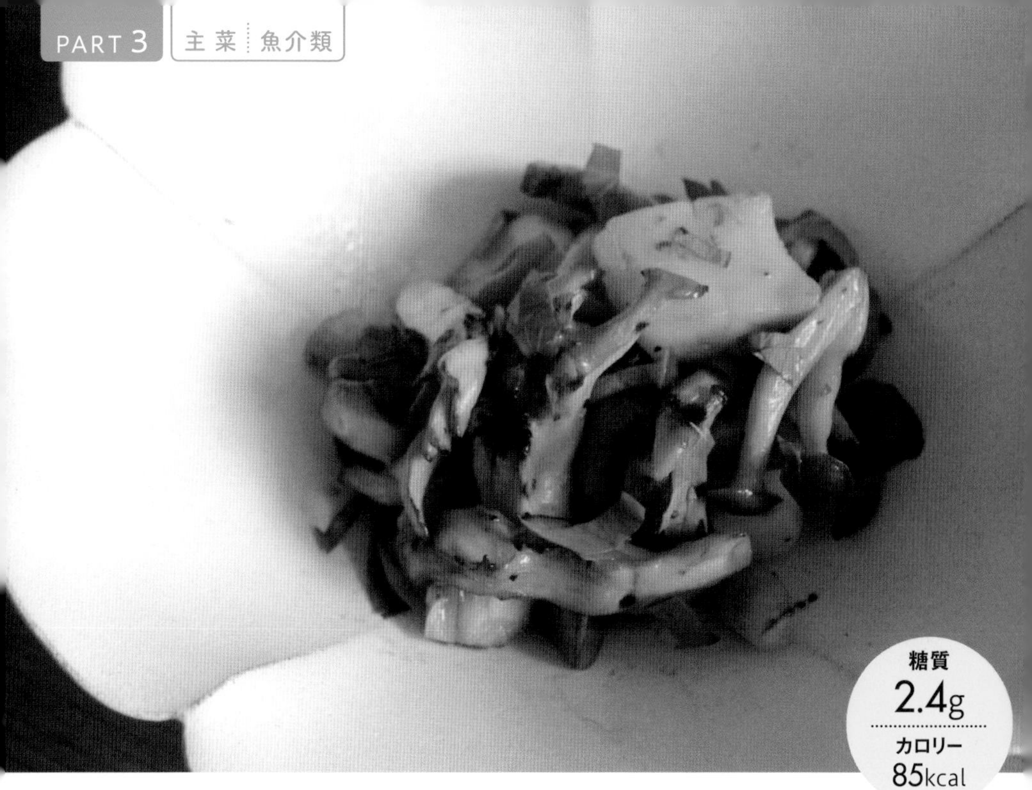

糖質
2.4g
カロリー
85kcal

食感を楽しみながら、食物繊維が手軽に摂取できる

ほたてときのこのガーリックソテー

5分以内 100円以内 冷蔵OK

材料（1人分）

しめじ …… 20g
まいたけ …… 20g
マッシュルーム …… 30g
ほたて …… 1個（40g）
にんにく …… 1/2片（5g）
イタリアンパセリ
…… 少々（1g）
オリーブ油
…… 小さじ1（4g）
塩 …… 少々
こしょう …… 少々

作り方

1 しめじ、まいたけ、マッシュルームは石づきを外し、しめじ、まいたけは手でさき、マッシュルームは厚さ1cm程にスライスし、グリルパンで焼く。

2 ほたては食べやすい大きさに切り、にんにくはスライス、イタリアンパセリは葉を刻む。

3 フライパンにオリーブ油を入れ、火にかけ、にんにくを弱火できつね色になるまで炒める。

4 十分ににんにくの香りをオイルに移してからほたてときのこを加え、塩、こしょうで味を調え、器に盛りつけ、イタリアンパセリを散らす。

ワンポイントアドバイス　きのこはグリルパンで焼き色をつけることで、コリッとした食感が楽しめます。きのこ類は糖質が低い上に食物繊維が豊富です。

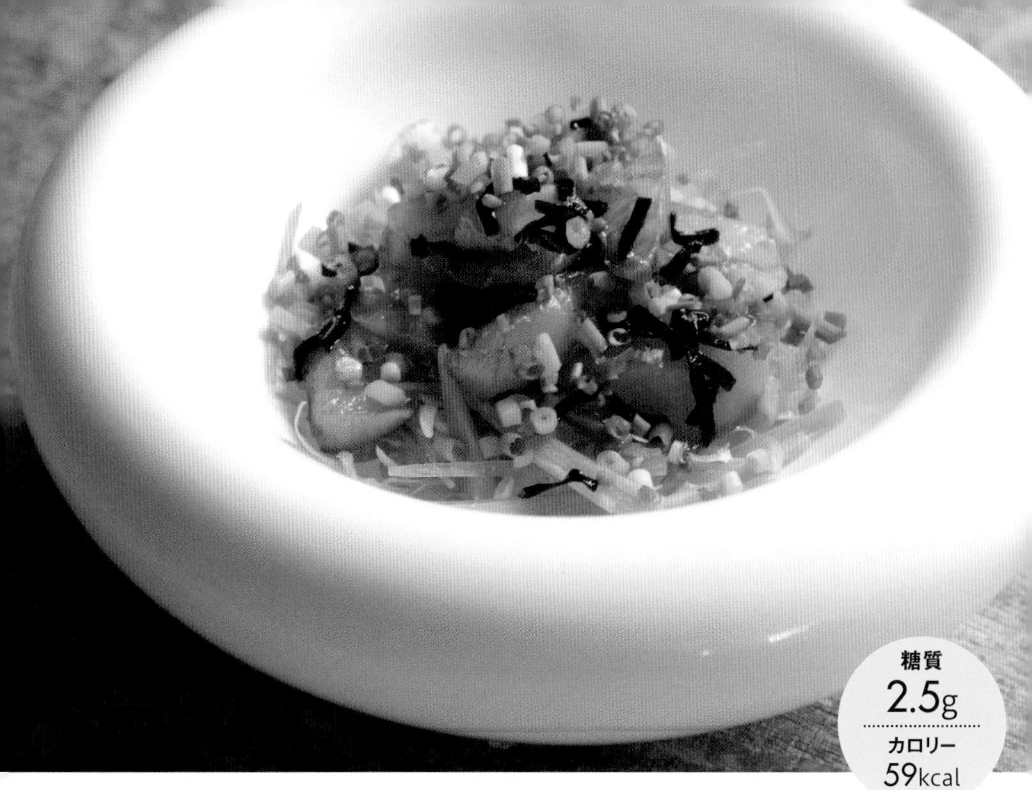

糖質
2.5g
カロリー
59kcal

塩昆布を使ったスピードメニュー

ひらめの塩昆布和え

200円以内　冷蔵OK

材料（1人分）

ひらめ …… 1/2切れ（40g）
塩昆布 …… 5g
レタス …… 1枚（20g）
にんじん …… 0.5cm（5g）
ポン酢 …… 小さじ1（5g）
小ねぎ …… 1本（5g）

作り方

1 ひらめは食べよい大きさに切り、塩昆布とひらめを和え、30分ほど冷蔵庫に入れておく。

2 レタス、にんじんは千切りにする。

3 2を器に盛り付け、ポン酢で和えた1をのせ、小口切りにした小ねぎを散らす。

ワンポイントアドバイス 昆布は、ビタミン・ミネラルや食物繊維がたっぷり。特に水溶性食物繊維のフコイダンやアルギン酸が豊富で、コレステロール値や血圧を整えるなど様々な効能が期待できます。

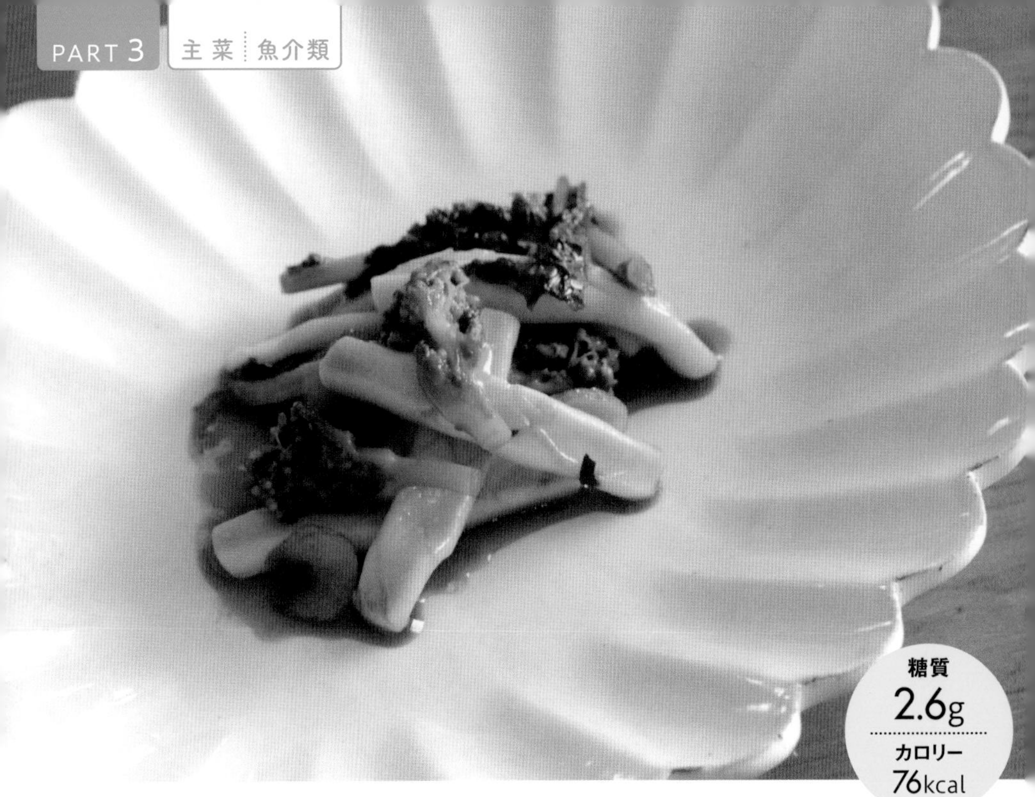

糖質
2.6g
カロリー
76kcal

ほろ苦さがクセになる春の味

菜の花とイカのオイスターソース炒め

10分以内　100円以内　冷蔵OK

材料（1人分）

イカ … 25 g
菜の花 … 15 g
オイスターソース
… 小さじ1/2（3g）
しょうゆ
…小さじ1/2（1g）
みりん
… 小さじ1/2（1g）
砂糖 … 小さじ1/2（1g）
サラダ油 … 小さじ1（3g）
にんにく … 1/4片（2g）
タカノツメ … 少々
ごま油
… 小さじ1/2（1g）

作り方

1 イカは皮をむき、軽く切り込みを入れ、短冊切りにし、菜の花はイカの長さに合わせて切る。

2 鍋にお湯を沸かし、イカと菜の花をさっと湯通しする。

3 ボウルにオイスターソース、しょうゆ、みりん、砂糖を入れて混ぜる。

4 フライパンにサラダ油を入れ、スライスしたにんにく、タカノツメを炒める。

5 にんにくの香りが立ったら、イカと菜の花を加えてさっと炒め、3を加えてさらにさっと炒め、火を止め、ごま油をまわし入れ、器に盛りつける。

ワンポイントアドバイス
菜の花はβカロテンが豊富。オイスターソースは焦げやすいので、最後に加えるのがコツ。

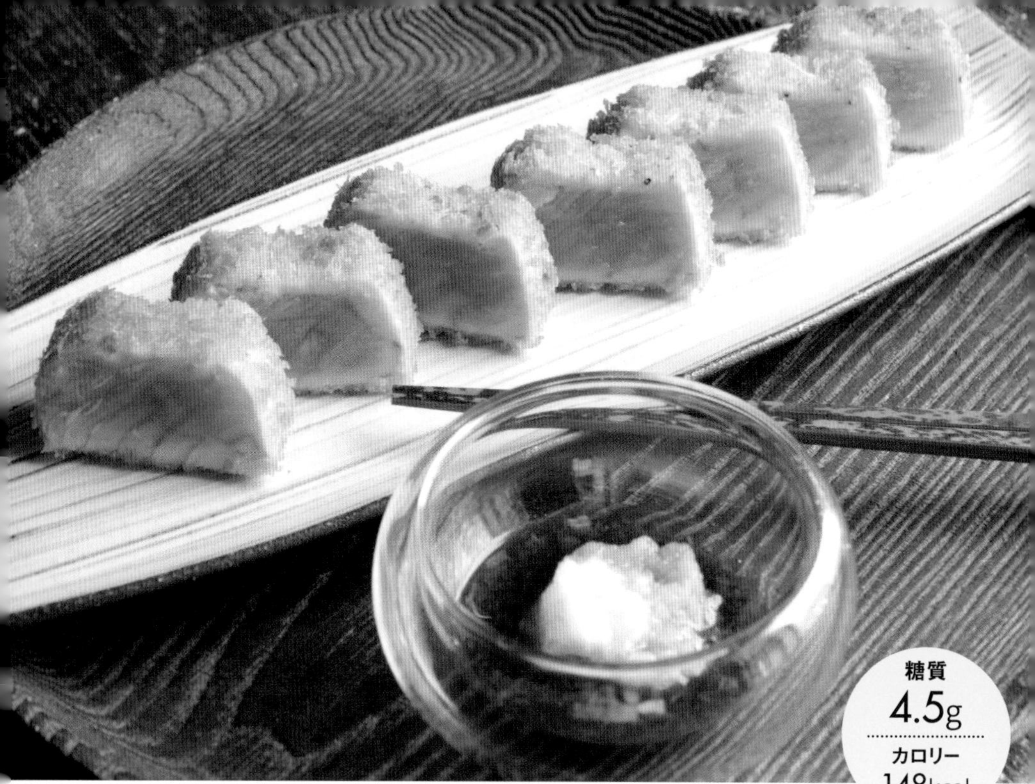

糖質
4.5g
カロリー
148kcal

外はカリッ。中はミディアムレアでしっとりと

マグロカツおろしポン酢

10分以内　200円以内

※動画では3倍量で調理

材料（1人分）

マグロ …… 45 g
塩 …… 少々
こしょう …… 少々
小麦粉 …… 適量（2g）
卵 …… 適量（6g）
パン粉 …… 適量（3g）
揚げ油 …… 適量
大根 …… 1cm（20g）
ポン酢しょうゆ
…… 小さじ1（6g）

作り方

1 マグロに塩、こしょうを振り、小麦粉、卵、パン粉の順につける。

2 180℃の油でミディアムレアにカリッと揚げる。

3 大根は皮をむいてすりおろし、ポン酢しょうゆを合わせ、盛り付ける。

ワンポイントアドバイス　油分や脂肪分が気になる時にもお勧めのヘルシーなマグロカツ。特売の安いマグロがあったり、刺身が残ってしまったりした時も、サッとカツにすると美味しくいただけます。

PART

4

副 菜

［肉・魚介類・海藻］

食事で食べ応えを出したければ、
副菜に肉や魚介類を使うといいでしょう。
「でも、糖質過多になるのでは !?」。そんな心配は無用。
食材や調理法を考えることで、糖質は控えめにしてあります。
本PARTで登場するレシピは、
味付けも趣向を凝らしたものが多いので、いい箸休めになります。
また、食べ応えもあることから、おつまみに転用できるものも多いですよ。

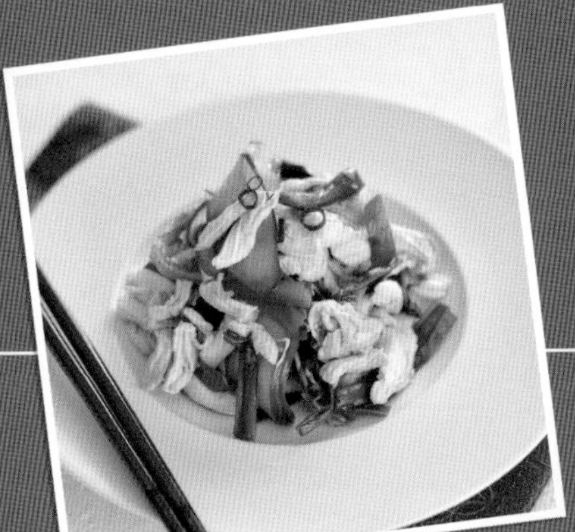

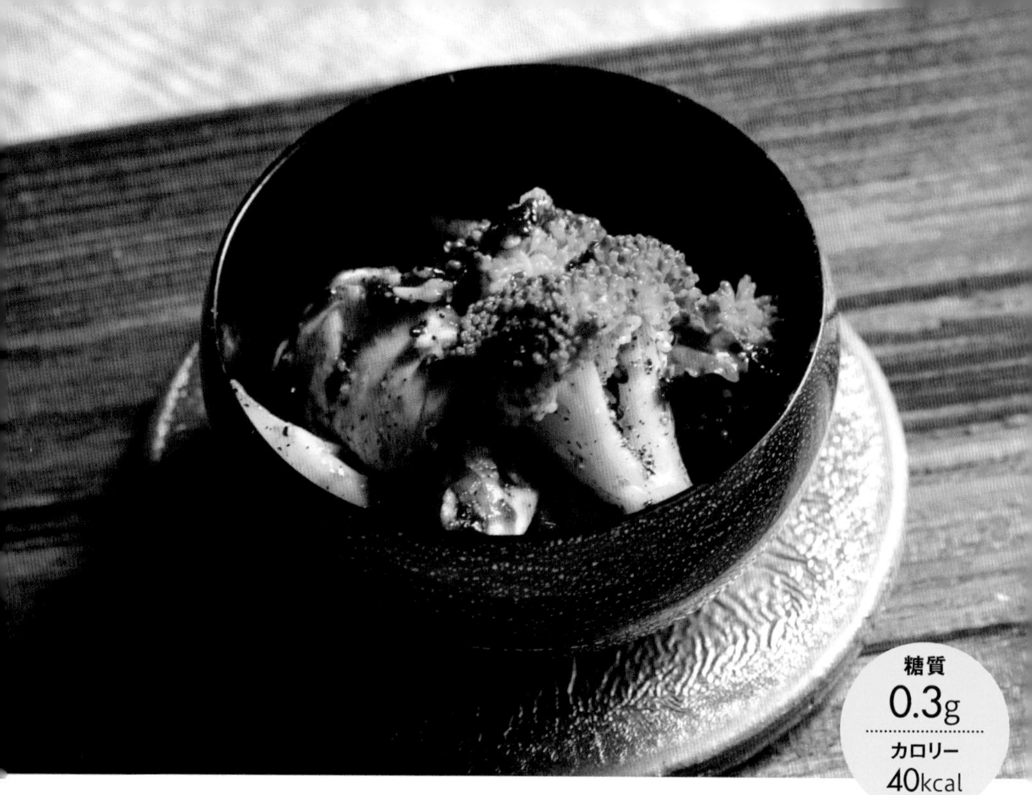

糖質
0.3g
カロリー
40kcal

韓国式ダイエットの常連食材・ブロッコリーを使った一品

ブロッコリーとささみののり和え

10分以内　100円以内　冷蔵OK

材料（1人分）

ブロッコリー
…… 1房（20g）
ささみ …… 15g
いわのり …… 小さじ1/2（5g）
ごま油 …… 小さじ1/2（1g）
黒すりごま …… 適量（1g）

作り方

1 ブロッコリーは小房に分け、熱湯で茹で、冷水に上げて水気をよく切る。

2 ささみを茹でほぐし、ボウルにほぐしたささみと1、いわのり、ごま油、黒すりごまを入れて和え、器に盛りつける。

ワンポイントアドバイス　たんぱく質を多く含む野菜といえば、ブロッコリー。キャベツの仲間であり、緑黄色野菜なんですよね～♪　レモン約3個分のビタミンCも含みます。

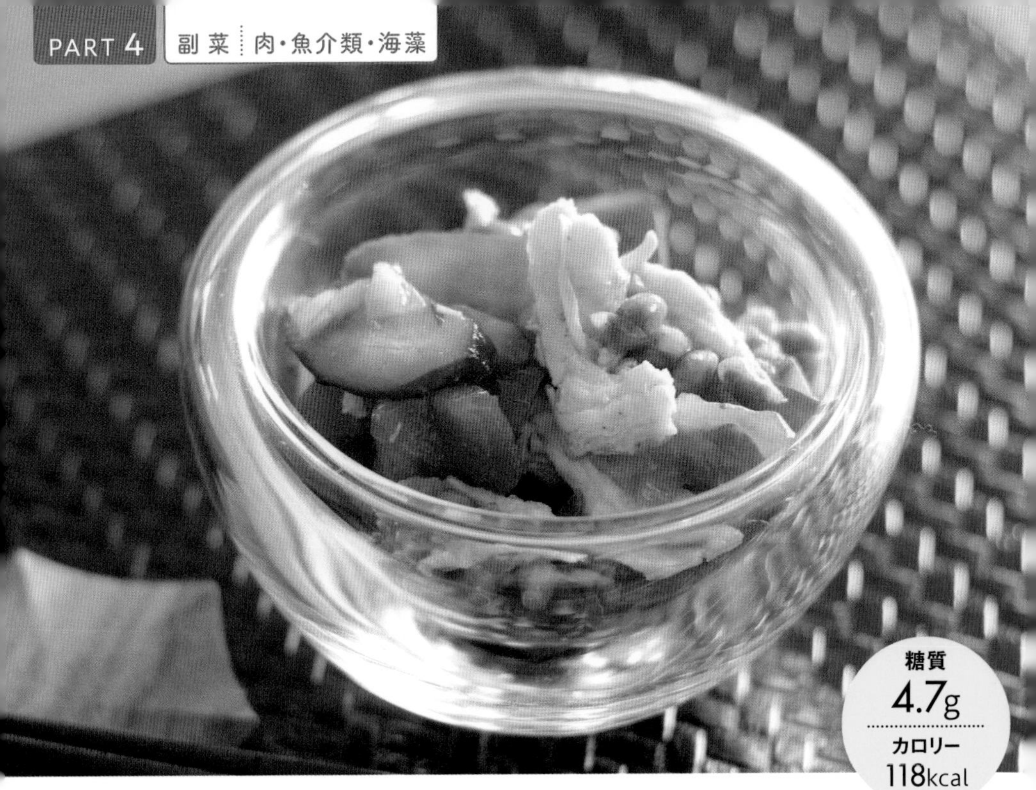

糖質
4.7g
カロリー
118kcal

淡白な味のサラダチキンには、キムチがいいアクセントに

サラダチキンのキムチサラダ

5分以内 200円以内 冷蔵OK

材料（1人分）

きゅうり …. 4cm（20g）
サラダチキン …. 40g
トマト …. 1/4個（50g）
キムチ …. 15g
納豆 …. 小1パック（30g）

作り方

1 きゅうりは斜め切りにする。
2 サラダチキンをほぐす。
3 トマトはタネを取り、角切りにする。
4 キムチは刻む。
5 1、2、3、4と納豆を和える。

ワンポイントアドバイス ダイエットでは脂質を抑えるあまり、たんぱく質まで不足することがよくあります。サラダチキンは、低脂質＆高たんぱくが容易に実現できる便利なアイテムです。

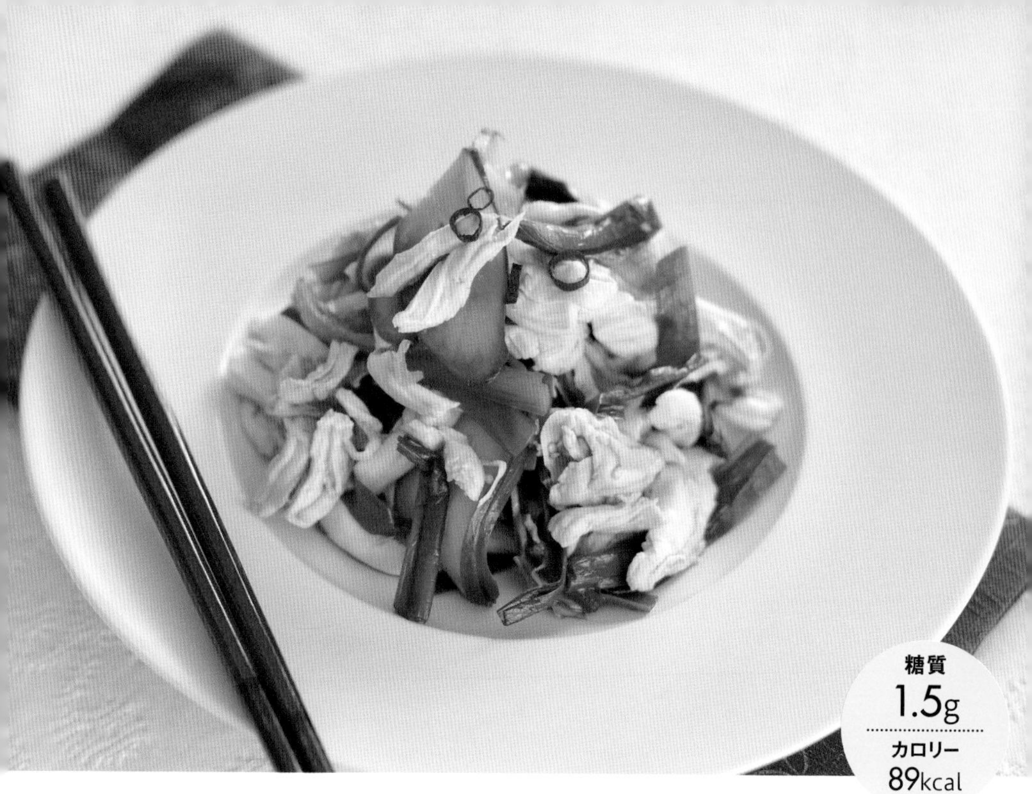

糖質
1.5g
カロリー
89kcal

余熱調理でしっとり仕上げるのがコツ

ささみの中華風ダイエットサラダ

15分以内　200円以内　冷蔵OK

※動画では2倍量で調理。完成写真は1人前

材料（1人分）

ニラ …… 2本（15g）
きゅうり …… 3cm（15g）
長ねぎ …… 1㎝（2g）
ささみ …… 60g
ごま油 …… 小さじ1/2（1g）
白ごま …… 適量（0.3g）
唐辛子の輪切り …… 適量
ポン酢しょうゆ
…… 小さじ2（9g）

作り方

1 鍋にお湯を沸かし、ニラをさっと茹でる。茹であがったら冷水で冷やしよく絞り、食べよい大きさにカットする。きゅうり、長ねぎは斜め切りにする。

2 1はボウルに入れて冷蔵庫で冷やしておく。

3 お湯を沸かし、沸いたら火を止めてささみを入れて5分おき、冷水に1分おき、さいて食べやすくする。

4 2、3、ごま油、白ごま、唐辛子の輪切り、ポン酢しょうゆを混ぜ合わせ、器に盛りつける。

ワンポイントアドバイス　ダイエット中の方にも、運動をする方にも人気のささみ。高たんぱく低カロリーの健康的なお肉は、余熱調理をすることで、パサつかせず美味しく食べることができます。

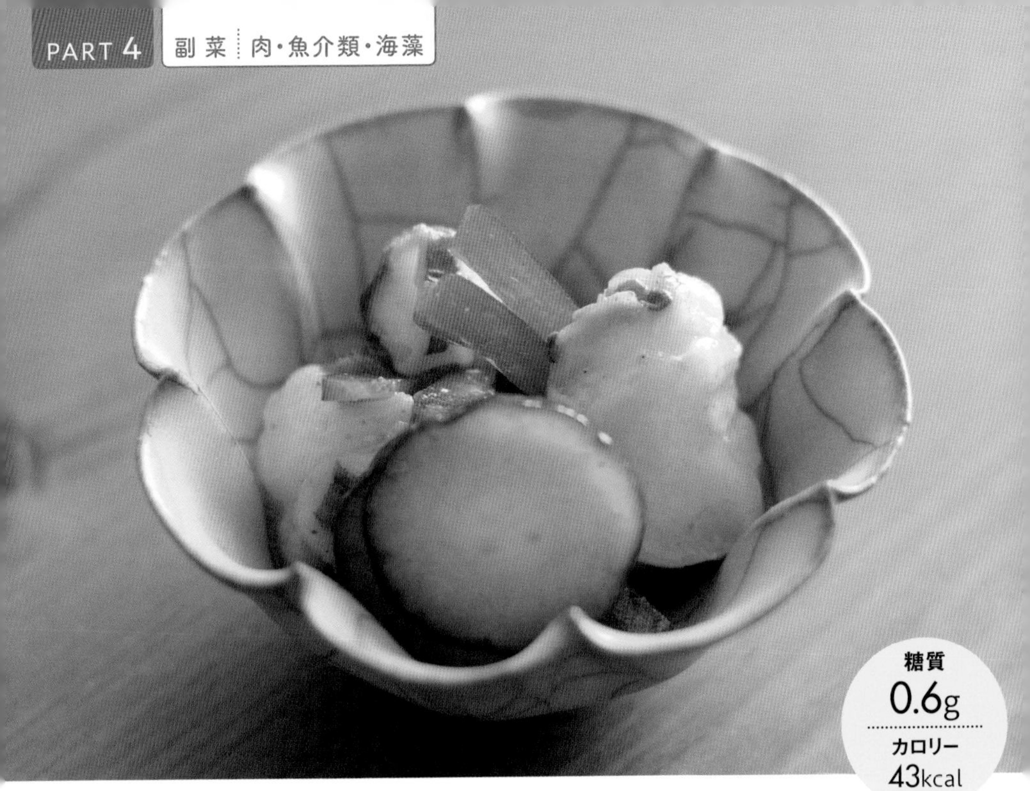

糖質
0.6g
カロリー
43kcal

中華料理のスパイス・ホワジャオを使って風味よく

きゅうりとタコのホワジャオ風味

5分以内 100円以内 冷蔵OK ボウル

※動画では2倍量で調理。完成写真は1人前

材料（1人分）

きゅうり …… 2cm（10g）
パプリカ …… 少々（3g）
タコ（茹）…… 15g
ホアジャオ（花椒）
…… 少々（0.5g）
オリーブ油
…… 小さじ1（3g）
レモン汁
…… 小さじ1/2（2g）
塩 …… 少々

作り方

1 きゅうりは小口切り、パプリカは細切りにする。

2 タコは皮を取り除き薄切りにする。

3 ボウルに、1、2、ホアジャオ、オリーブ油、レモン汁、塩を混ぜ器に盛りつける。

ワンポイントアドバイス ホアジャオは、柑橘類を思わせる独特の香りと、口の中でしびれるような辛みが特徴のスパイス。中華料理によく使われますが、このスパイスを少し加えるだけでお店の味に様変わり！

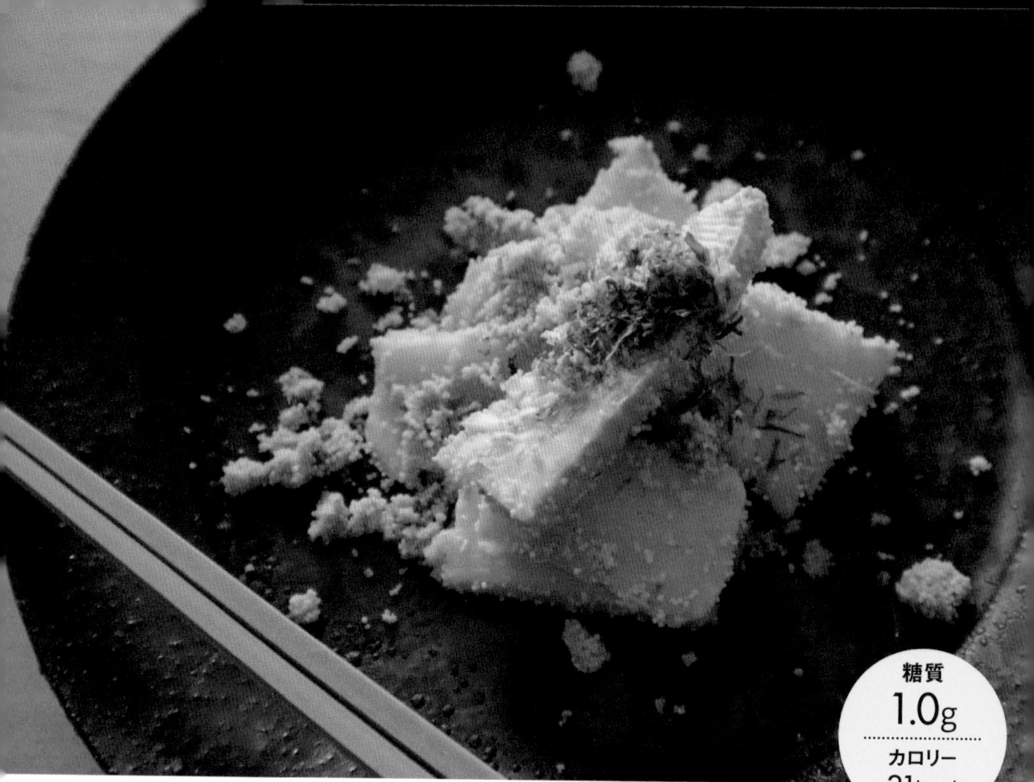

糖質
1.0g
カロリー
31kcal

サッと作れるので、おつまみにも最適

たけのこのたらこ炒め

5分以内　100円以内　冷蔵OK

材料（1人分）

たけのこ（水煮）…… 40g
たらこ …… 12g
酒 …… 小さじ1（4g）
青のり …… 少々

作り方

1 たけのこはくし形切りにし、さっと茹で、たらこはほぐしておく。

2 フライパンにたけのこを入れて焼き、たらこ、酒を入れて炒める。

3 器に2を盛り付け、青のりを振る。

ワンポイントアドバイス たけのこはメタボ対策にも効果的！　カリウムを豊富に含んでいるため、ナトリウム（塩分）を排出する作用があり、高血圧に効果があります。足のむくみを取るなど女性に嬉しい作用も。

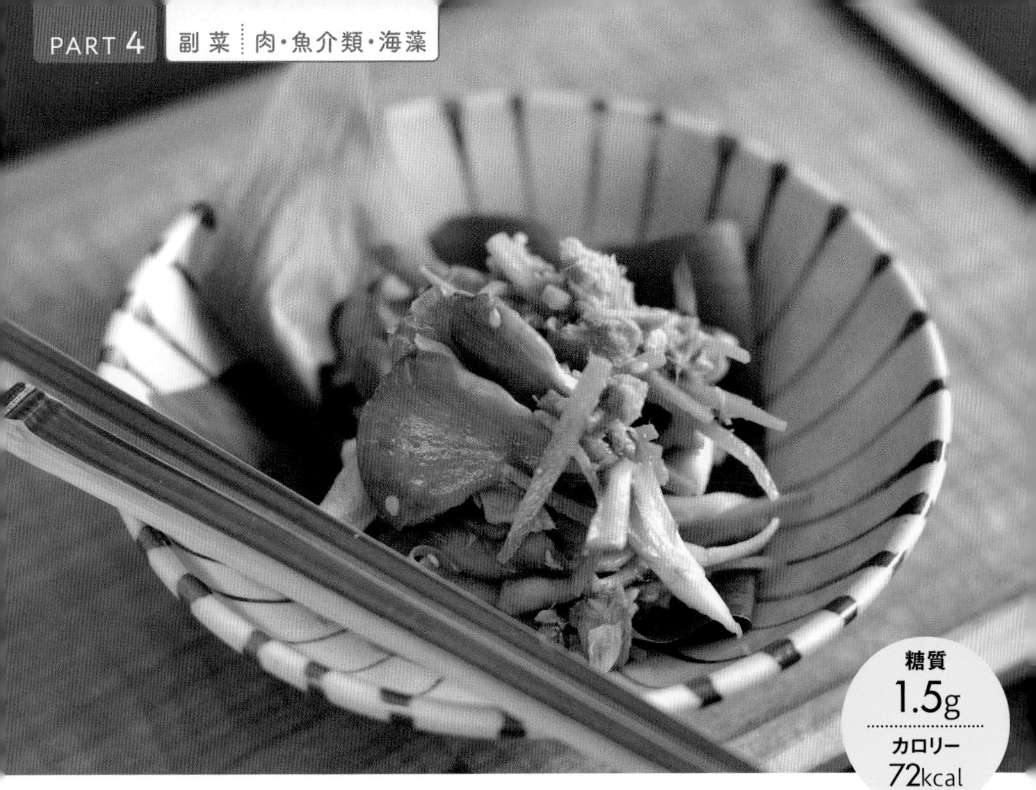

糖質
1.5g
カロリー
72kcal

DHAやEPAたっぷりで、脳の働きを活性化

まいたけとツナ缶のごま酢和え

100円以内 冷蔵OK

材料（1人分）

にんじん …… 1cm（10g）
まいたけ …… 1/2パック（40g）
ごま油 …… 小さじ1（4g）
酢 …… 大さじ1/2（7g）
しょうゆ …… 小さじ1/2（3g）
白ごま …… 適量（1g）
ツナ（水煮缶） …… 15g
青のり …… 少々

作り方

1 にんじんは千切りにし、さっと茹で、水気を切り、まいたけは食べよい大きさに房分けする。

2 フライパンにごま油を入れ、火にかけ、1を入れてさっと炒める。

3 ボウルに酢、しょうゆ、白ごまを入れ、混ぜ合わせる。

4 3に2とツナを入れて和え、冷蔵庫へ30分程度入れて冷やし、器に盛る。お好みで青のりを散らす。

ワンポイントアドバイス まいたけは美容や健康、ダイエットによいとされる栄養成分を豊富に含むきのこ。食感がよく食べ応えがあるため、物足りなさを感じずに済む食材ではないでしょうか。ツナは淡白な味なのでどんな料理にも使える上、良質のたんぱく質、ビタミンB群、EPA、DHAなどの栄養をバランスよく含んでいます。

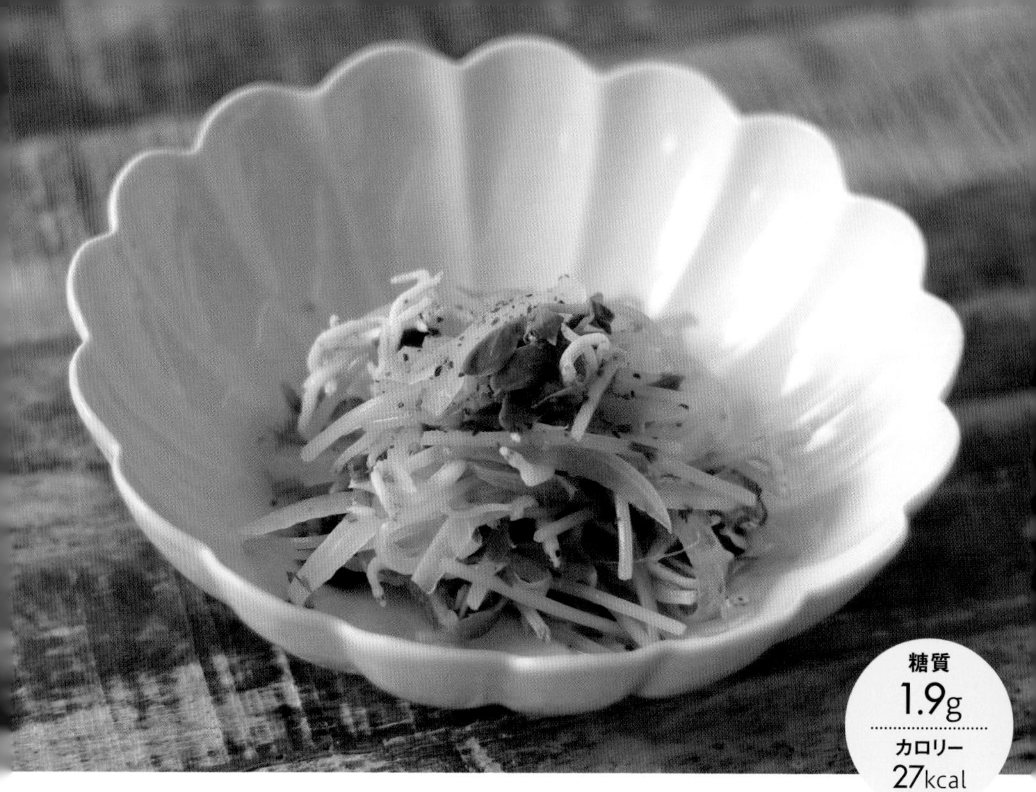

糖質
1.9g
カロリー
27kcal

切って茹でて和えるだけ!　時間のない朝食にも使える

豆苗としらすの和えもの

5分以内　50円以内　冷蔵OK

材料（1人分）

玉ねぎ …. 30g
豆苗 …. 20g
しらす干し …. 8g
酢 …. 小さじ1/2（3g）
かつお節 …. 適量（0.5g）
一味唐辛子 …. 少々

作り方

1. 玉ねぎは千切り、豆苗は食べやすい長さに切り、さっと茹でる。
2. ボウルにしらす干し、酢、1を入れ、混ぜ合わせる。
3. 2にかつお節を入れ、混ぜ合わせる。
4. 器に3を盛り付け、一味唐辛子を振りかける。

ワンポイントアドバイス　しらす干しはクセがなくて食べやすいだけでなく、カルシウムやビタミンD、ビタミンB12、セレンなどの栄養を豊富に含んだ体によい食材です。さっと作れるレシピなので、和朝食にもお勧めの一品です。

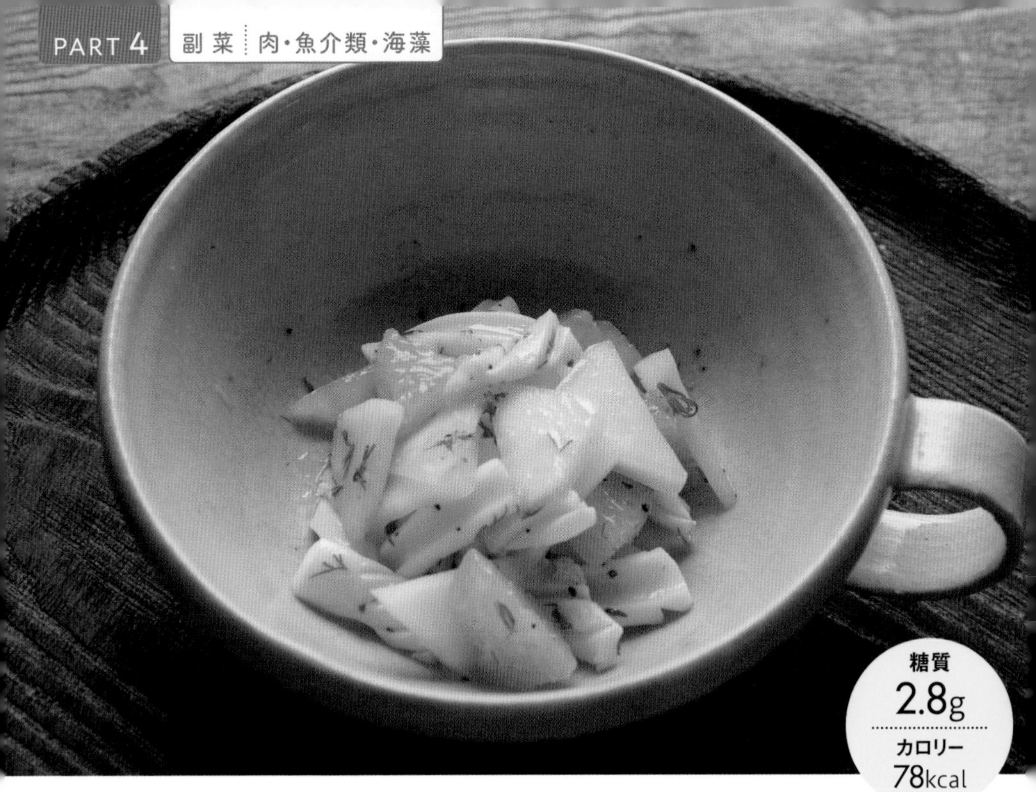

糖質
2.8g
カロリー
78kcal

オレンジとハーブの香りでリフレッシュ

イカとかぶ オレンジとディルのサラダ

5分以内 50円以内 冷蔵OK

材料（1人分）

イカ …… 20 g
かぶ …… 1/2個（35 g）
ディル …… 適量（0.5 g）
オレンジ …… 15 g
オリーブ油……小さじ1（5g）
レモン汁……小さじ1/2（2g）
塩 …… 少々
こしょう …… 少々

作り方

1 イカは皮をむき、軽く切れ目を入れ、短冊切りにする。沸騰したお湯でイカをさっと茹でる。

2 かぶは皮をむき、いちょう切りにする。塩を振りしんなりしたら、さっと水洗いし、水気をキッチンペーパーで拭き取る。ディルはみじん切りにする。

3 ボウルに 1 、2 、オレンジ、オリーブ油、レモン汁、塩、こしょうを入れて和え、器に盛りつける。

ワンポイントアドバイス 最近スーパーで見かけるようになったディル。カルボンやリモネンといった成分が含まれていて、胃腸の働きを調整してくれます。

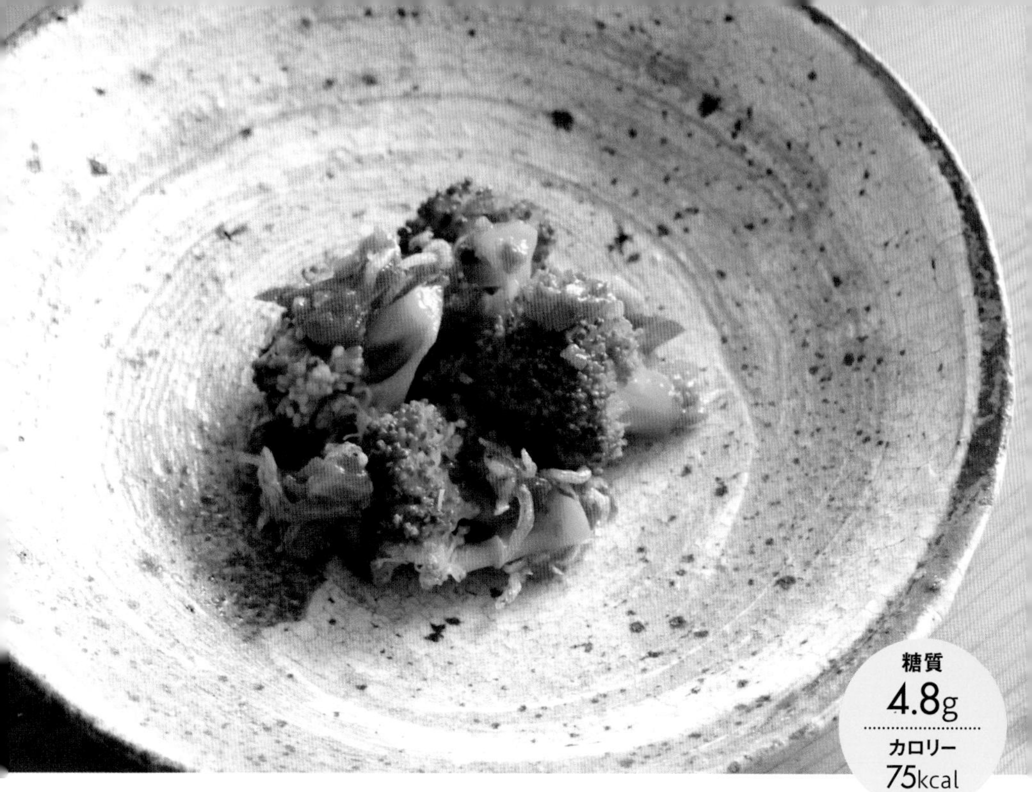

糖質
4.8g
カロリー
75kcal

絶妙なバランスの酸味と塩味が、食欲を増進させる

じゃことブロッコリーのドライトマト和え

5分以内　50円以内　冷蔵OK

材料（1人分）

ブロッコリー …… 2房（25g）
ドライトマト …… 10g
じゃこ …… 少々（1g）
オリーブ油 …… 小さじ1（4g）
塩 …… 少々
こしょう …… 少々

作り方

1 ブロッコリーは食べやすい大きさに分けて茹で、冷水に上げる。ドライトマトは包丁で粗くたたく。

2 ボウルに1、じゃこ、オリーブ油、塩、こしょうを入れて和え、器に盛りつける。

ワンポイントアドバイス 頭から尾まで食べられるじゃこは栄養価が高く、骨や歯の形成を促進する効果も。じゃこはビタミンDも豊富で、カルシウムの吸収を助ける働きを持っています。

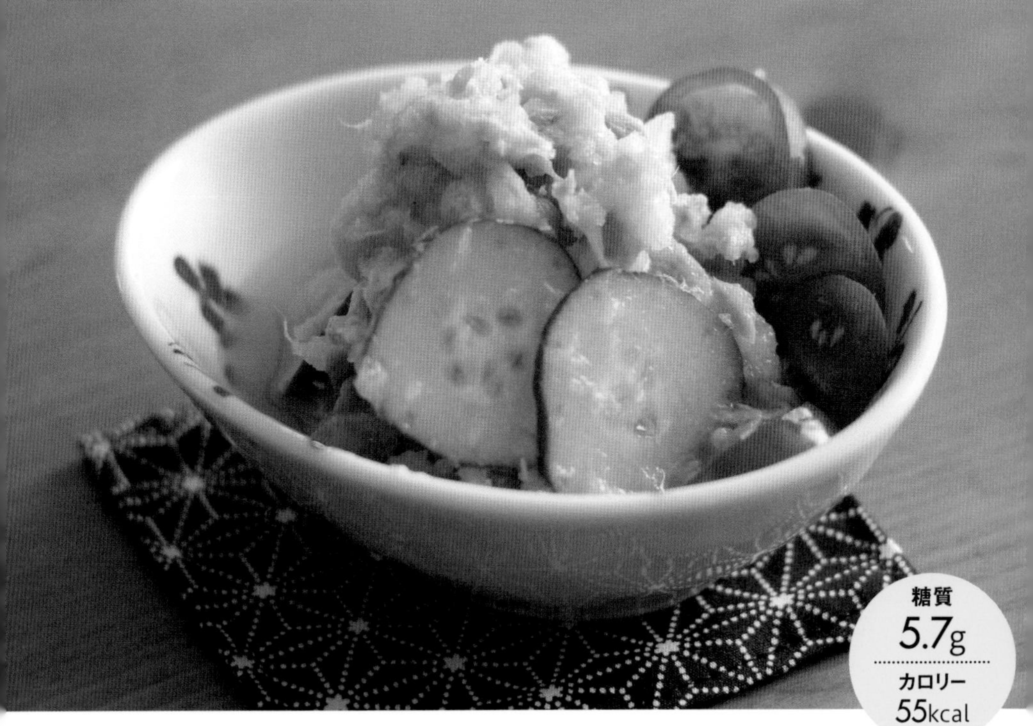

糖質
5.7g
カロリー
55kcal

まさか、大根おろしは脇役だと思っているんですか？

ツナとおろし大根のさっぱり和え

5分以内 50円以内 ボウル

材料（1人分）

大根 …… 6cm（150g）
酢 …… 大さじ1（12g）
砂糖 …… 小さじ1（2g）
ゆずこしょう
…… 少々（1g）
きゅうり …… 4cm（20g）
ツナ（水煮缶） …… 30g
ナンプラー
…… 小さじ1/2（3g）
ミニトマト …… 1個

作り方

1 大根は皮をむいておろし、水気を切る。ボウルに入れ、酢、砂糖、ゆずこしょうを混ぜ合わせる。

2 ボウルに小口切りにしたきゅうり、ツナを入れ、ナンプラーで味付ける。1と混ぜ合わせる。

3 器に盛り、スライスしたミニトマトを添える。

ワンポイントアドバイス
大根おろしはメイン食材として食べてほしいくらい、実は栄養豊富！　すりおろされることで大根の細胞中のイソチオシアネートが摂りやすくなり、抗がん、抗菌、動脈硬化予防が促進されます。

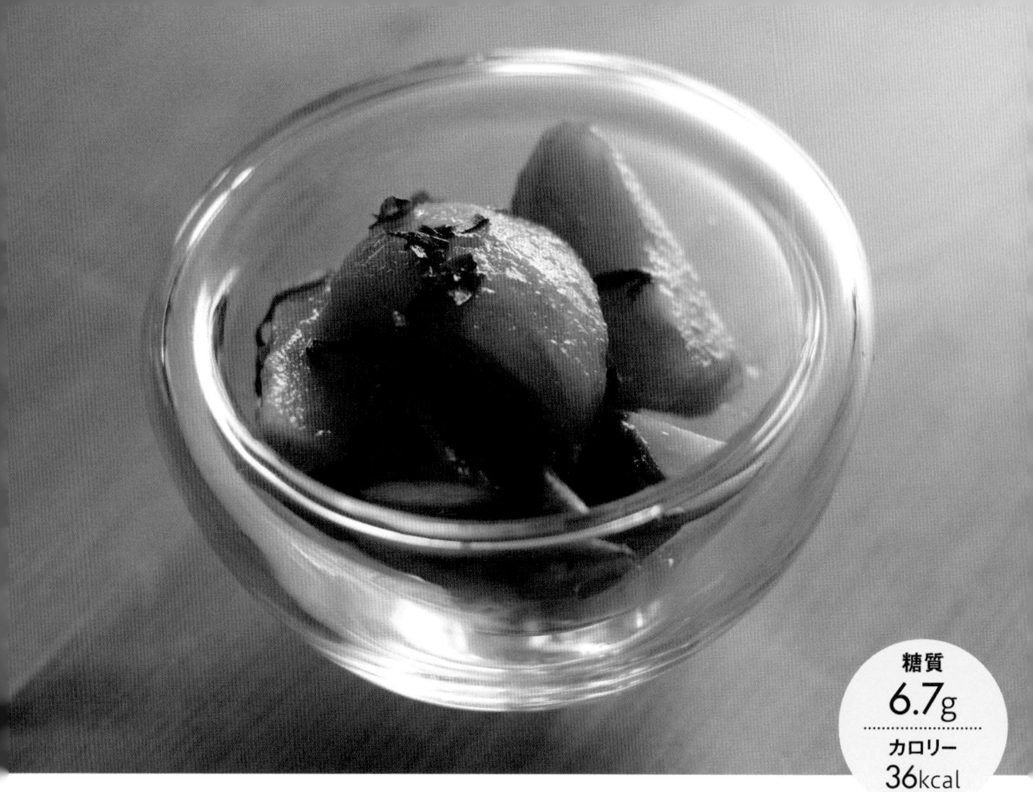

糖質
6.7g
カロリー
36kcal

栄養価の高いトマトを、手軽に和風テイストにしました

トマトの塩昆布サラダ

5分以内　100円以内　冷蔵OK

材料（1人分）

トマト …… 1個（150g）
きゅうり …… 6cm（30g）
塩昆布 …… 2g
にんにく …… 少々（0.3g）

作り方

1 トマトを湯むきして6等分し、きゅうりは乱切りにする。

2 ボウルに、トマト、きゅうり、塩昆布、すりおろしたにんにくを加えて冷蔵庫で冷やす。

ワンポイントアドバイス トマトも栄養の優等生！　低カロリーで、美肌効果や風邪予防に役立つビタミンC、老化抑制のビタミンE、塩分の排出を助けてくれるカリウムや腸内環境を整える食物繊維などをバランスよく含んでいます。

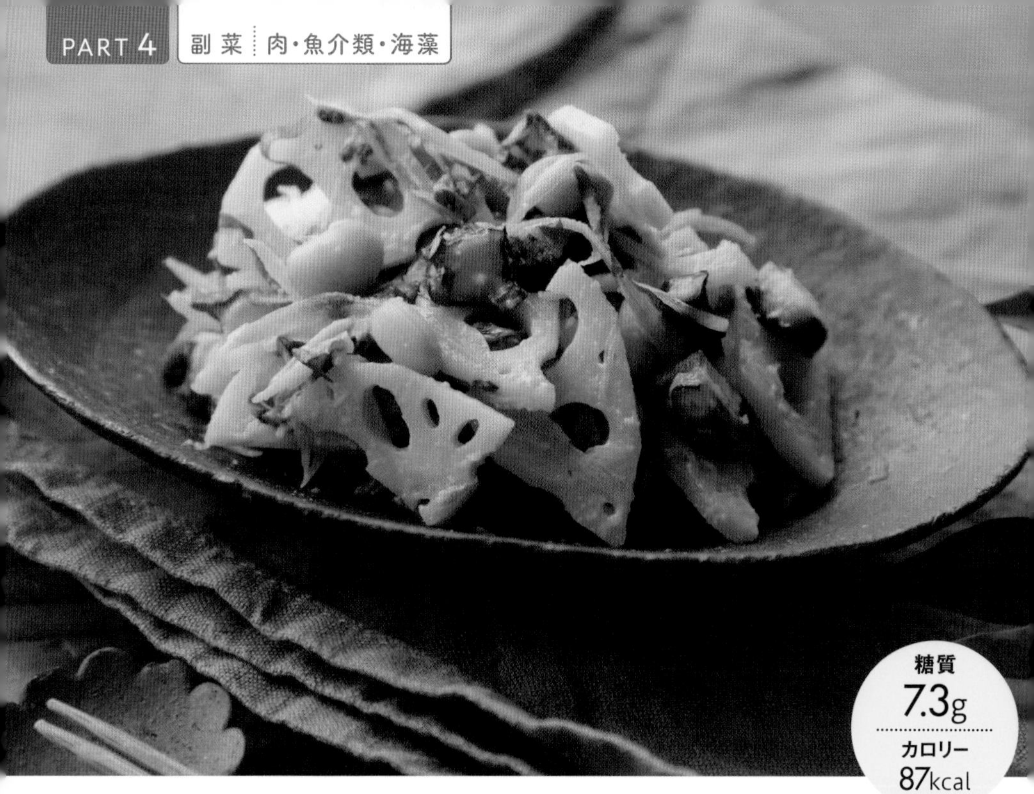

糖質
7.3g
カロリー
87kcal

健康増進の強い味方・タウリンを、香り高い食事で摂る

タコとレンコンの香味みそ和え

10分以内 100円以内 冷蔵OK

材料（1人分）

タコ（茹）…… 30g
レンコン …… 20g
大葉 …… 2枚
みょうが …… 1/2本（8g）
白みそ …… 小さじ2（12g）
酒 …… 小さじ1/2（3g）
むき枝豆 …… 10g

作り方

1 タコは食べよい大きさに切る。レンコンはいちょう切りにし、さっと茹で、水気を切る。
2 大葉、みょうがは千切りにする。
3 ボウルに白みそ、酒を入れ、よく混ぜ合わせる。
4 1、2、3とむき枝豆を和え、器に盛りつける。

ワンポイントアドバイス タコはイカと同じくタウリンが豊富に含まれています。タウリンには、胆汁酸の分泌を促成し肝臓の働きをよくする作用や、血中コレステロールの抑制効果、動脈硬化を予防する働きがあると言われています。

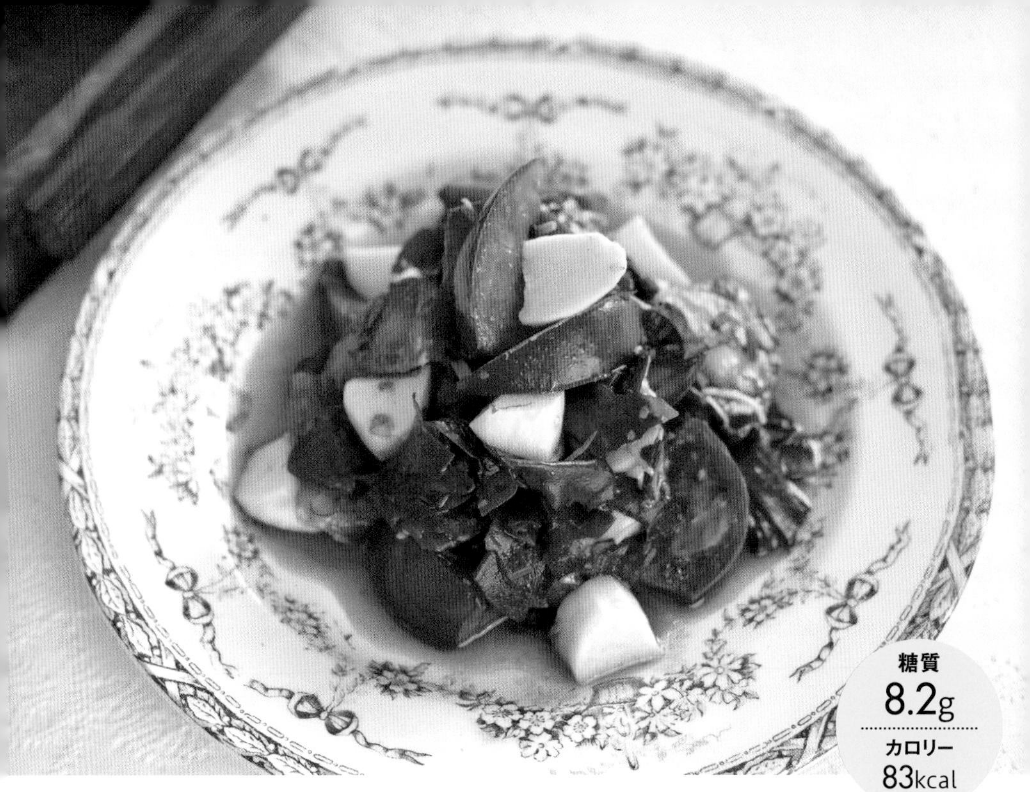

糖質
8.2g
カロリー
83kcal

わかめで免疫力もしっかりとアップ

トマトとわかめのしょうがサラダ

5分以内 50円以内 冷蔵OK ボウル

材料（1人分）

トマト …… 1/2個（80g）
長いも …… 25g
みょうが …… 1/4本（4g）
しょうが …… 1/4かけ（3g）
大葉 …… 1/2枚
わかめ …… 3g
A
- レモン汁 …… 大さじ1（15g）
- しょうゆ …… 小さじ1（6g）
- うまみ調味料 …… 少々（0.2g）
- アマニ油 …… 小さじ1（4g）

韓国のり …… 1/2枚
白ごま …… 適量（0.2g）

作り方

1 トマトは串切りに、長いもは乱切りにし、みょうがは小口切り、しょうが、大葉は細い千切りにする。

2 わかめは水で戻すタイプの場合は戻しておき、食べやすい大きさに切る。

3 1、2を混ぜ合わせて**A**の調味料を入れ、ちぎった韓国のりと白ごまを入れて完成。

ワンポイントアドバイス
わかめの粘り気のもとになっている成分・フコイダンは、免疫機能の向上や、アレルギー予防の効果が期待されています。

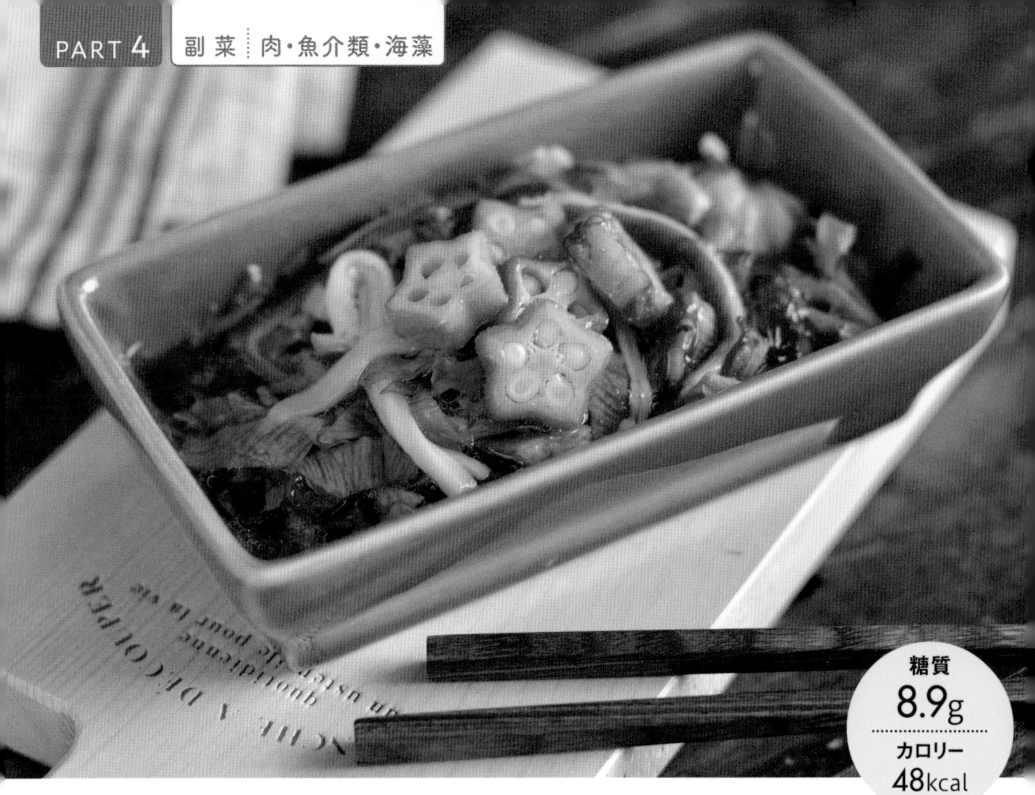

糖質
8.9g
カロリー
48kcal

腸内環境が整う超お手軽料理

プリーツレタスのもずく和え

5分以内 50円以内 冷蔵OK

材料（1人分）

プリーツレタス…1枚（20g）
オクラ…1本（15g）
しょうが…少々（2g）
カニ風味かまぼこ…1本
味付もずく…1パック（70g）

作り方

1 プリーツレタスは太めの千切りにし、オクラはさっと茹で小口切り、しょうがは千切りにし、カニ風味かまぼこはほぐしておく。

2 ボウルに1を入れ、味付もずくを加え、混ぜ合わせて盛り付ける。

ワンポイントアドバイス もずくには、腸の活動を活発かつ正常にし腸内環境を整える働きのある成分・フコイダンが多く含まれています。

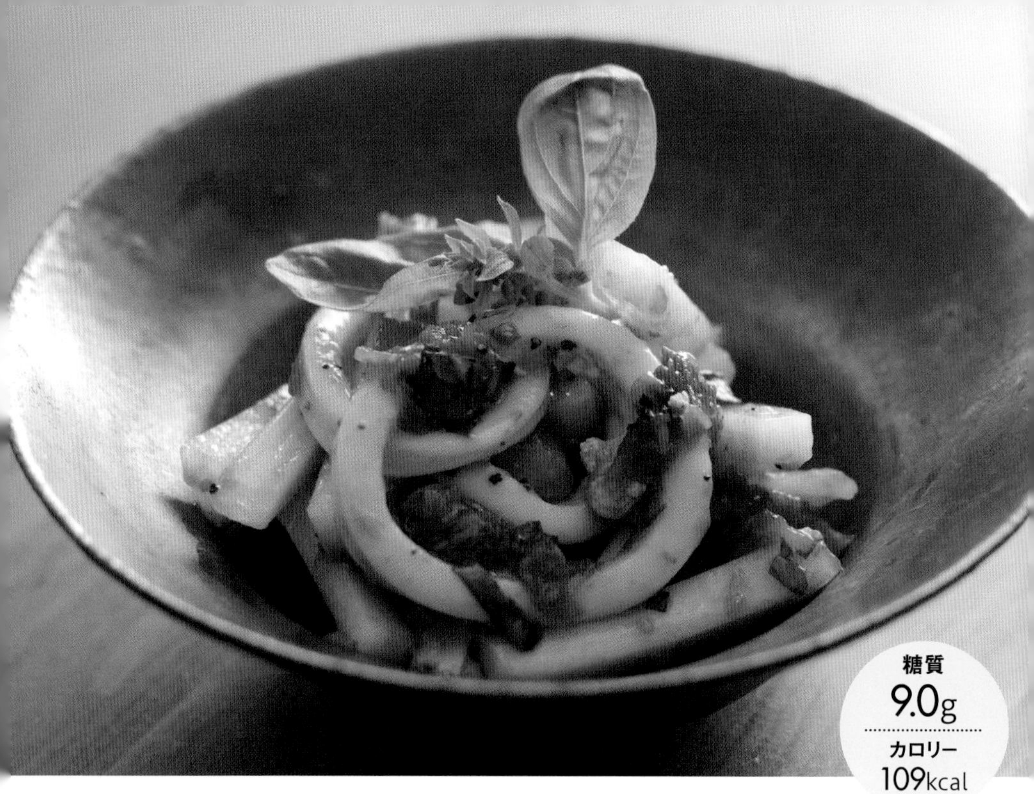

糖質
9.0g
カロリー
109kcal

お酒のつまみにオシャレに出しちゃう～!?

ウドとイカのドライトマト和え

15分以内　100円以内　冷蔵OK

材料（1人分）

ウド …… 7cm（18g）
セロリ …… 1/3茎（15g）
イカ …… 25g
ドライトマト …… 10g
梅肉 …… 大さじ1/2（8g）
バジル …… 適量（0.5g）
こしょう …… 少々
オリーブ油
…… 小さじ1（4g）

作り方

1 ウドは皮をむき、セロリは筋を取り除き、棒状に切る。イカは皮をむいて軽く切り込みを入れ、輪切りにする。

2 鍋にお湯を沸かし、1を茹で、冷水にさらす。

3 ドライトマトと梅肉をたたき、バジルをみじん切りにする。

4 2、3にこしょう、オリーブ油を和え、器に盛りつける。お好みに合わせて、バジルの葉をのせてもよい。

ワンポイントアドバイス　腸の働きを整えるので便秘にも有効な梅肉を入れたソースが、爽やかな酸味を演出してくれます。ウドは血圧の上昇を抑える働きがあるカリウムが豊富。

PART

5

副菜

［野菜・果物］

副菜を野菜や果物でまとめれば、
もちろん低糖質だしビタミンも効率よく摂取できます。
とはいっても、野菜ばかりでは
味が単調でそっけなくなってしまいがち。
そこで本PARTでは、味付けにバリエーションを出すことで
毎日飽きずに食べ続けられる料理をご用意しましたから、
ご安心ください☆

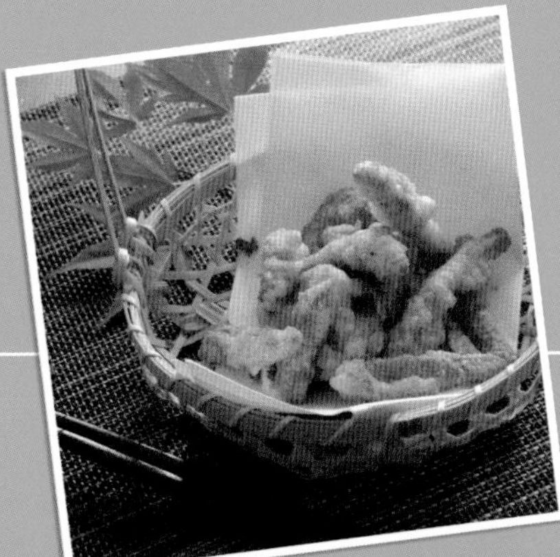

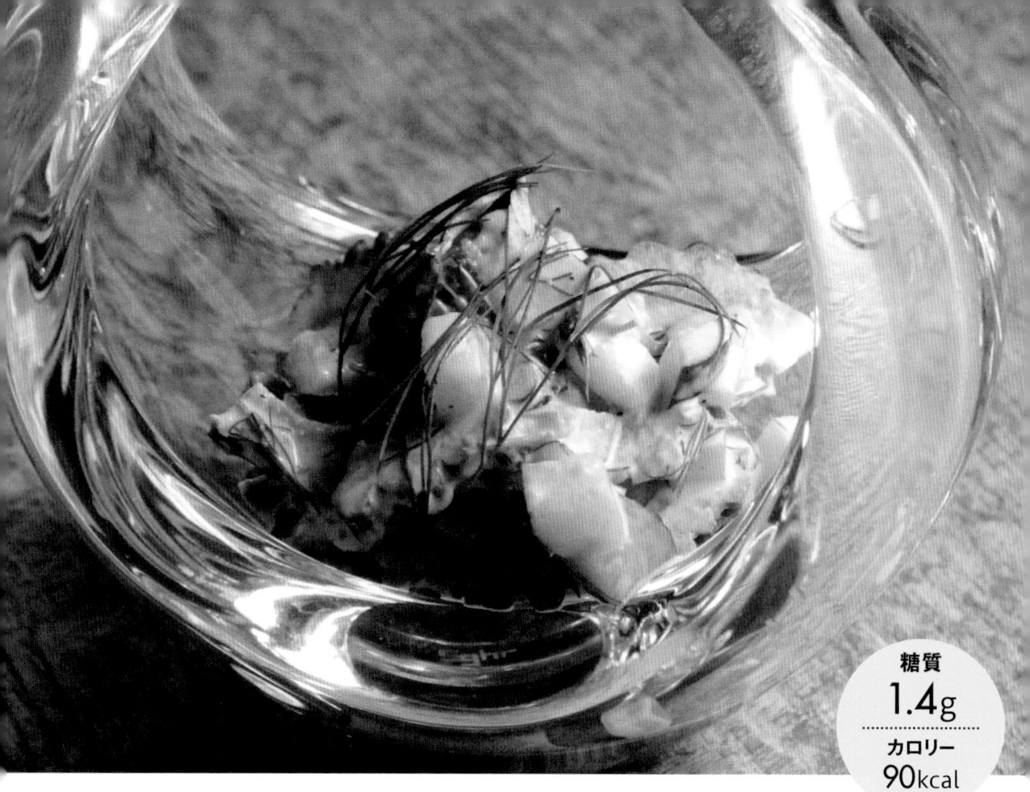

糖質
1.4g
カロリー
90kcal

ゴーヤを美味しく食べる調理法は、チャンプルーだけにあらず

ゴーヤとアボカドのサラダ

5分以内　50円以内　冷蔵OK

材料（1人分）

ゴーヤ …… 10g
きゅうり …… 6㎝（30g）
アボカド …… 1/4個（25g）
ディル …… 適量（1g）
マヨネーズ …… 小さじ1（5g）
ナンプラー …… 適量（1g）
レモン汁 …… 小さじ1/2（2g）
塩 …… 少々
こしょう …… 少々

作り方

1 ゴーヤは半分に切り、中の白いワタの部分をスプーンでかき取る。ゴーヤを薄くスライスし、沸騰したお湯でさっと茹でて、冷水に上げ、キッチンペーパーで水気を切る。

2 きゅうりはさいの目切り、アボカドは乱切り、ディルはみじん切りにする。

3 ボウルにマヨネーズ、ナンプラー、レモン汁、塩、こしょうを入れて混ぜ、1、2を加えて和え、器に盛りつける。

ワンポイントアドバイス　ゴーヤにはリノレン酸という成分が含まれており、脂肪燃焼効果が期待できます。ビタミンCはなんと、キャベツの約3倍！　免疫力を高めるのにも最適です。

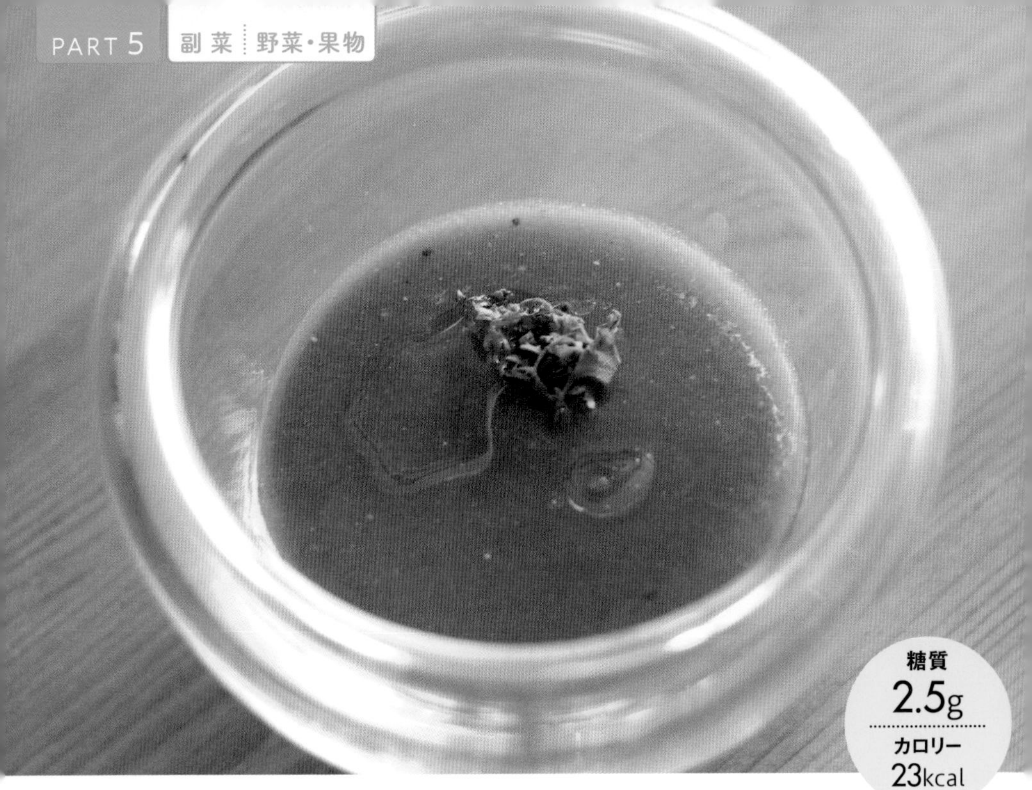

糖質
2.5g
カロリー
23kcal

食欲がない日も、これだったら作る気になる!　口にする気にもなる!!

トマトのガスパチョ

15分以内　200円以内　冷蔵OK

材料（1人分）

トマト …. 1/4個（40g）
トマトジュース …. 小さじ2（10g）
玉ねぎ …. 少々（3g）
きゅうり …. 少々（4g）
セロリ …. 少々（3g）
赤パプリカ …. 少々（3g）
にんにく …. 適量（0.5g）
赤ワイン酢 …. 小さじ1/2（2g）
塩 …. 少々
こしょう …. 少々
オリーブ油 …. 適量（1g）
パセリ …. 適量

作り方

1 トマト、トマトジュース、玉ねぎ、きゅうり、セロリ、赤パプリカ、にんにく、赤ワイン酢をミキサーにかけ、うらごしする。

2 塩、こしょうで味を調え、オリーブ油、パセリを散らす。

ワンポイントアドバイス　スペイン料理とポルトガル料理では定番の冷製スープ・ガスパチョ。すっきりさっぱりしているから、暑い日にもぴったり！

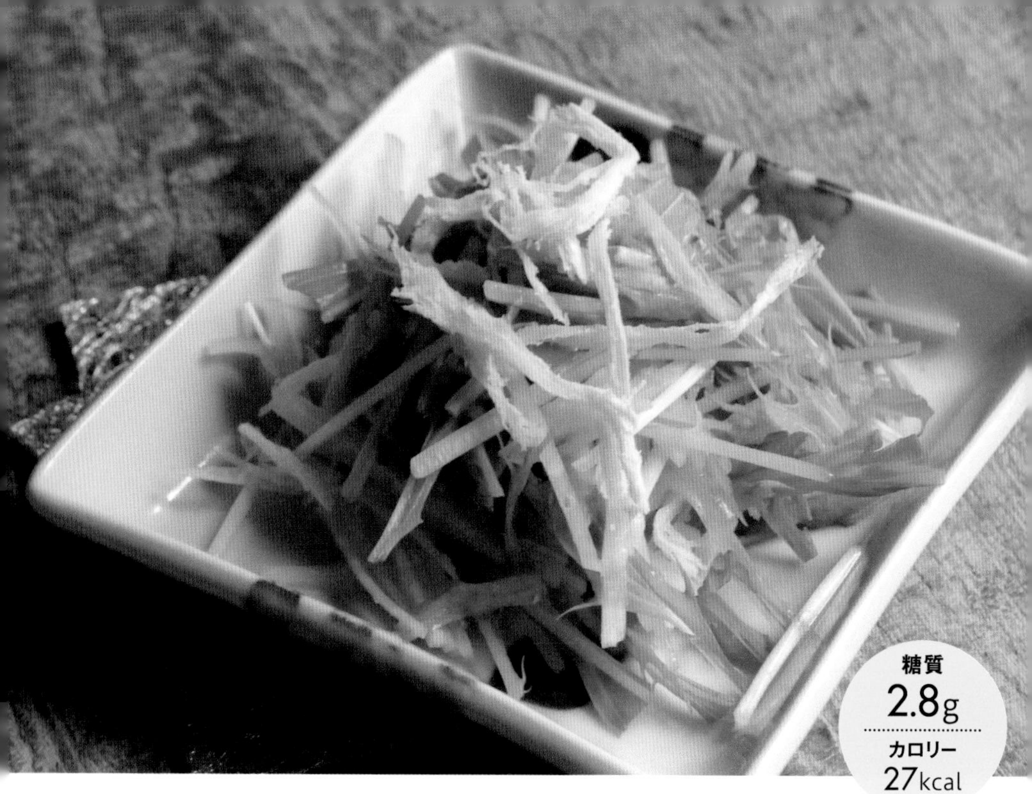

糖質
2.8g
カロリー
27kcal

ツーンとした刺激にハマる人多し

大根と水菜のわさび酢和え

5分以内 50円以内 冷蔵OK ボウル

材料（1人分）

大根 …… 2㎝（40g）
水菜 …… 20g
さきイカ …… 3g
酢 …… 小さじ1（6g）
白ダシしょうゆ
…… 小さじ1/2（3g）
練りわさび …… 適量（1.5g）

作り方

1 大根は千切りにし、水菜は3㎝程度の長さに切り、さきイカはほぐしておく。

2 ボウルに酢、白ダシしょうゆ、練りわさびを入れて混ぜ合わせる。

3 2に1を入れて混ぜ合わせ、器に盛りつける。

ワンポイントアドバイス さきイカの塩気とうまみが際立つ一品。わさび風味で、野菜もバクバクいけちゃいます。ヘルシーなおつまみとしても最適。

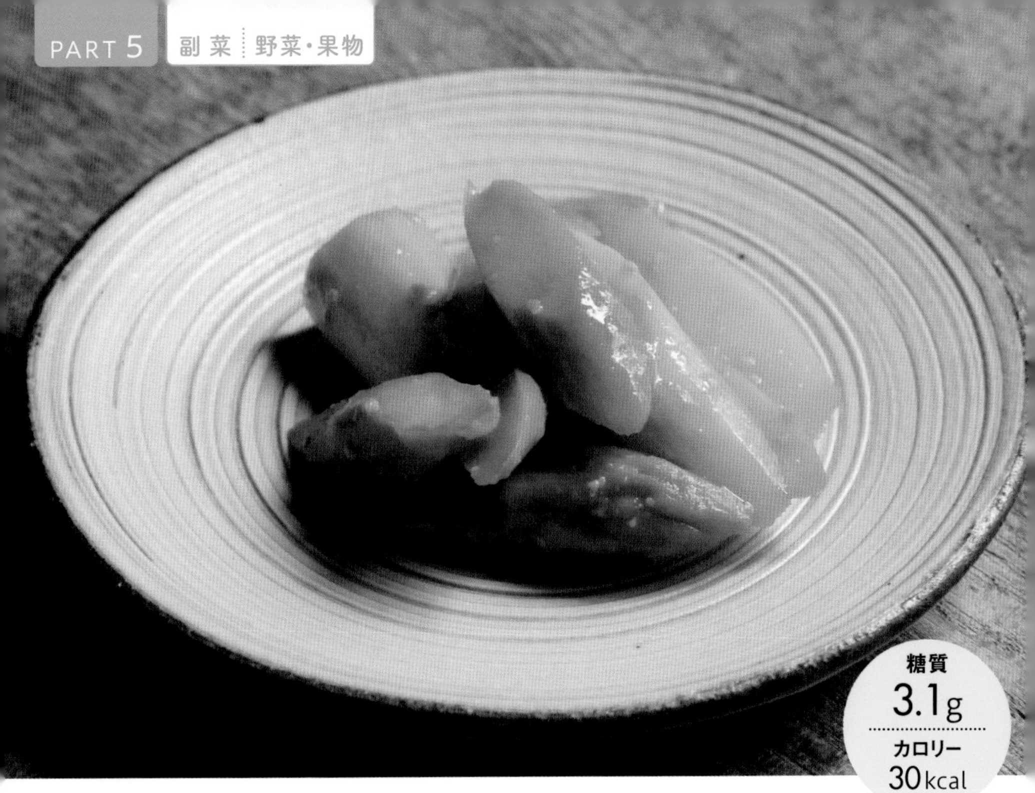

糖質 3.1g
カロリー 30kcal

アスパラがいくらでもバクバクいけちゃう!

アスパラの玉みそ和え

5分以内 50円以内 冷蔵OK

材料(1人分)

アスパラ …… 1本(25g)
白みそ …… 小さじ1(6g)
卵黄 …… 適量(2g)
みりん …… 適量(1g)
しょうゆ …… 適量(0.5g)

作り方

1. アスパラは下1/3程度の皮をむき、はかまを外して、斜め切りにする。
2. 鍋にお湯を沸かし、アスパラを茹で、冷水に上げ、キッチンペーパーでよく水気を切る。
3. ボウルに白みそ、卵黄、みりん、しょうゆを混ぜる。
4. 3に2を和え器に盛りつける。

ワンポイントアドバイス 子供から年配まで、幅広い層に喜ばれる味付けです。白みそを入れることにより発酵パワーも。アスパラの代わりに、オクラを使っても相性がいいです。

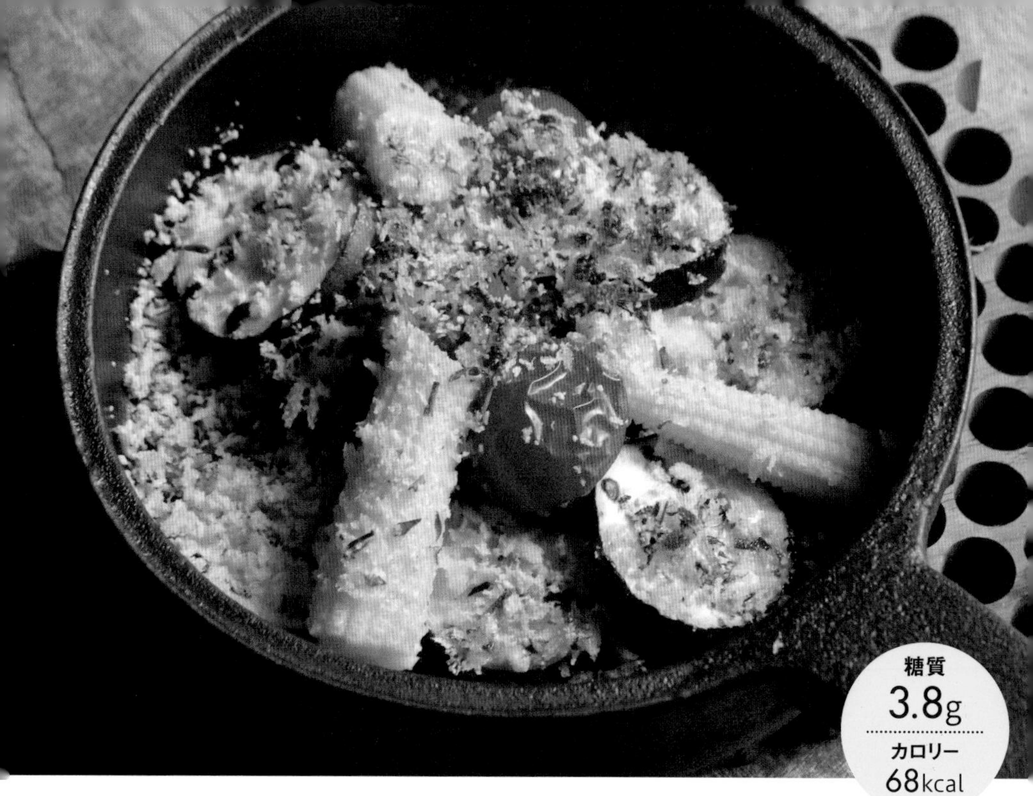

糖質
3.8g
カロリー
68kcal

彩り鮮やか!　香ばしい衣から、チーズが香る

夏野菜の香草パン粉焼き

15分以内　50円以内

材料（1人分）

ヤングコーン …. 2本（20g）
ブロッコリー …. 1房（20g）
ミニトマト …. 1個（15g）
ズッキーニ …. 1/5本（40g）
にんにく …. 適量（1g）
タイム …. 適量（0.5g）
ローズマリー …. 適量（0.5g）
パン粉 …. 小さじ2（2g）
パルメザンチーズ
…. 小さじ1（2g）
こしょう …. 少々
オリーブ油 …. 小さじ1（3g）

作り方

1 ヤングコーンとブロッコリーは下茹でし水気を切り、ミニトマトは半分に切る。

2 ズッキーニは輪切りにし、グリルパンで軽く焼く。

3 にんにく、タイム、ローズマリーはみじん切りにする。

4 ボウルにパン粉、3、パルメザンチーズ、こしょうを混ぜる。

5 スキレット（フライパンでも可）に1、2を入れ4、オリーブ油をかけて180℃のオーブンで7分程焼く。

ワンポイントアドバイス　余った香草パン粉（4）は、パスタのトッピングにして食感をプラスするなど、使い道は様々。サーモン、豚肉など様々な食材と相性抜群です。

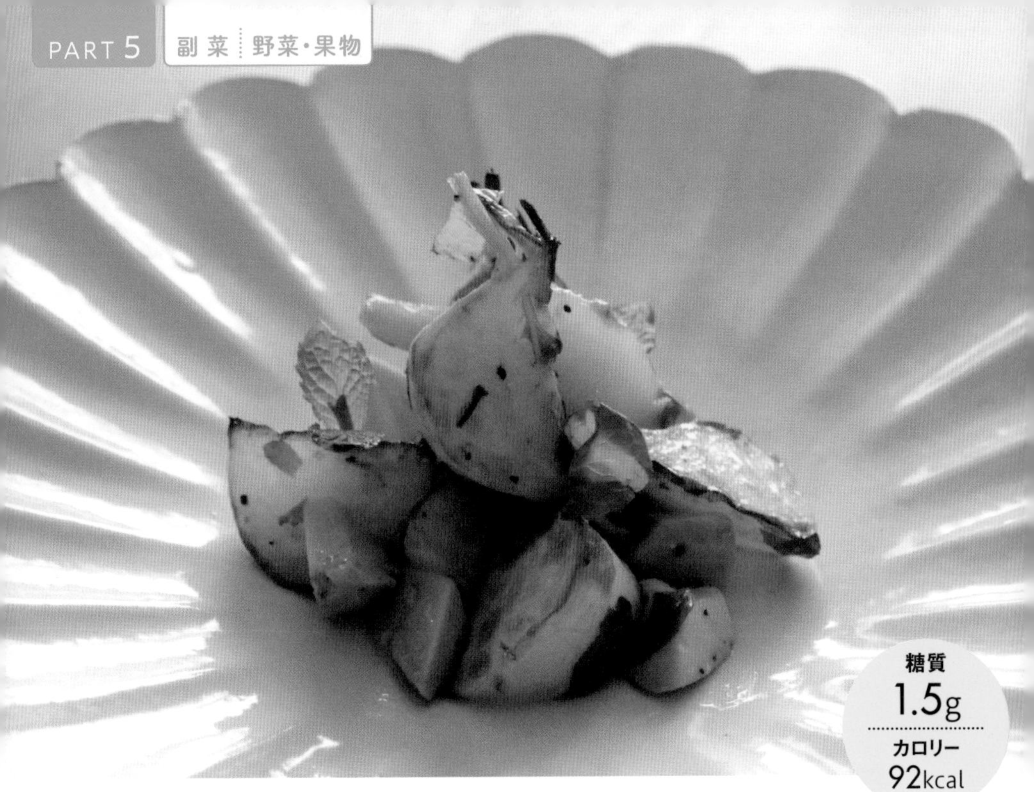

糖質
1.5g
カロリー
92kcal

シンプルながら、爽やか&美味しい

焼きかぶとアボカド レモンミント和え

5分以内 50円以内 冷凍OK フライパン

材料（1人分）

かぶ …… 1/3個（35g）
オリーブ油 ……
小さじ1（3g）と小さじ1（3g）
アボカド …… 15g
レモン汁 …… 適量（1g）
塩 …… 少々
こしょう …… 少々
ミント …… 適量（0.5g）

作り方

1 かぶは皮をむき、くし形に切り、フライパンにオリーブ油3gを入れ、中火で香ばしく焼く。

2 アボカドは皮をむき、乱切りにする。

3 ボウルに1、2、オリーブ油3g、レモン汁、塩、こしょうを入れて和え、ミントをちぎって入れてさらに和え、器に盛りつける。

ワンポイントアドバイス かぶの旬な時期は、やわらかな食感が楽しめる3～5月と、甘みが強くなる10～11月。かぶには食物繊維が多く含まれているため、便秘解消、生活習慣病予防としても頼もしい存在です。

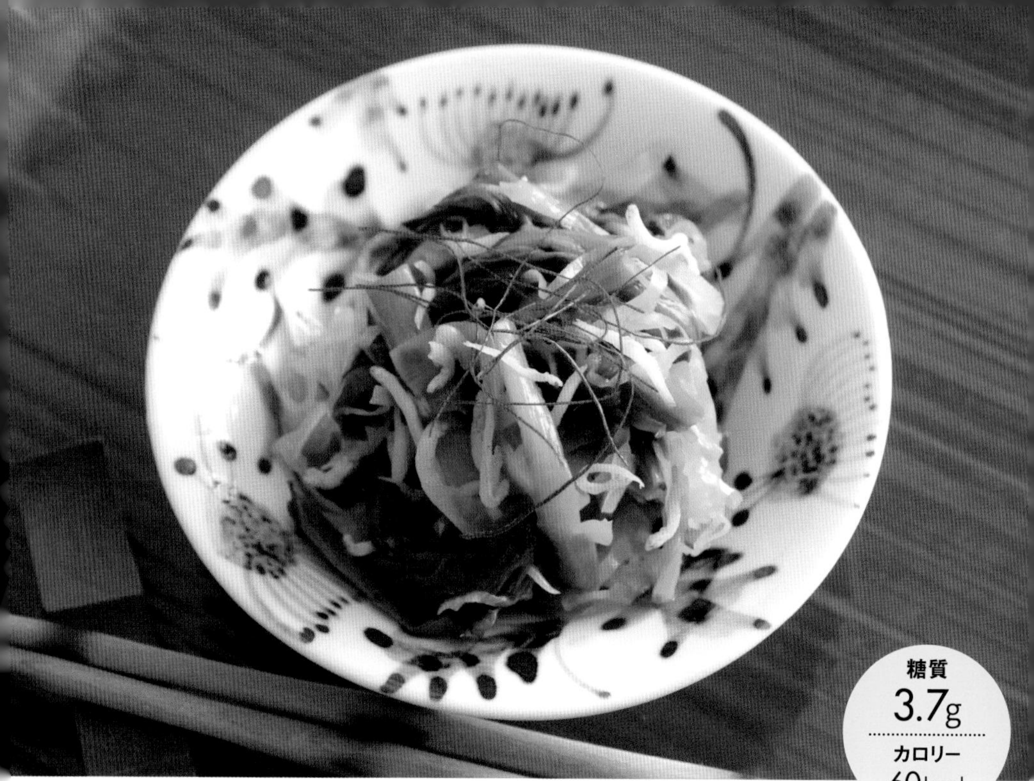

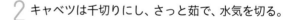

糖質
3.7g
カロリー
60kcal

手っ取り早くスタミナをつけるなら、うってつけの料理

ニラのごま酢和え

5分以内　50円以内　冷蔵OK

材料（1人分）

ニラ …. 1/2束（50g）
キャベツ …. 1/2枚（30g）
酢 …. 小さじ2（8g）
砂糖 …. 小さじ1/2（1g）
オイスターソース
…. 小さじ1/2（4g）
ごま油 …. 小さじ1（2g）
しらす干し …. 8g
糸唐辛子 …. 少々

作り方

1 ニラは茹で、食べよい長さに切り、水気を切る。

2 キャベツは千切りにし、さっと茹で、水気を切る。

3 ボウルに酢、砂糖、オイスターソース、ごま油を入れ、混ぜ合わせる。

4 3に1、2、しらす干しを入れて混ぜ合わせ、器に盛り付け、糸唐辛子を振る。

ワンポイントアドバイス 生活習慣病予防に貢献するといわれているニラには、たくさんのβカロテンが含まれています。βカロテンは、体内でビタミンAに変換され健康維持に役立ちます。

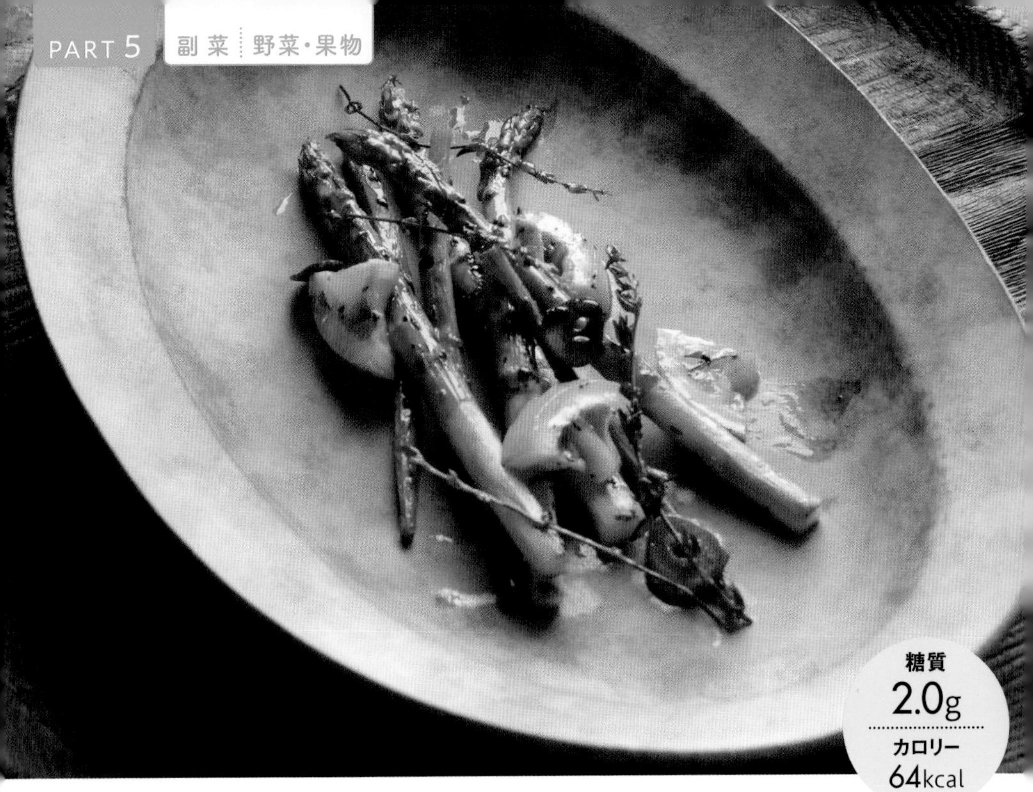

糖質
2.0g
カロリー
64kcal

ガーリックオイルが食欲をそそる

春野菜のグリル

10分以内 50円以内 冷蔵OK フライパン

材料（1人分）

アスパラ
…. 2本（35g）
さやいんげん
…. 1本（10g）
レモン …. 10g
オリーブ油
…. 小さじ1（5g）
にんにく …. 適量（1g）
タカノツメ …. 少々
タイム …. 適量（1g）
塩 …. 少々
こしょう …. 少々

作り方

1 アスパラは下1/3程度皮をむき、はかまを外し、1/2にカットする。レモンは厚めのいちょう切りにする。

2 アスパラ、さやいんげん、レモンをグリルパン（フライパンでも可）でグリルする。

3 フライパンにオリーブ油、にんにく、タカノツメ、タイムを入れ弱火にかけ、にんにくの香りをオリーブ油に移す。

4 2を3と和え、塩、こしょうで味を調え、器に盛り付ける。

ワンポイントアドバイス
ガーリックオイルは多めに作って保存しておくことも可能。空気にふれると酸化して風味が落ちてしまうので、密閉容器で直射日光があたらないようにし、冷暗所か冷蔵庫で保存してください。冷蔵庫なら3週間は保存できます。

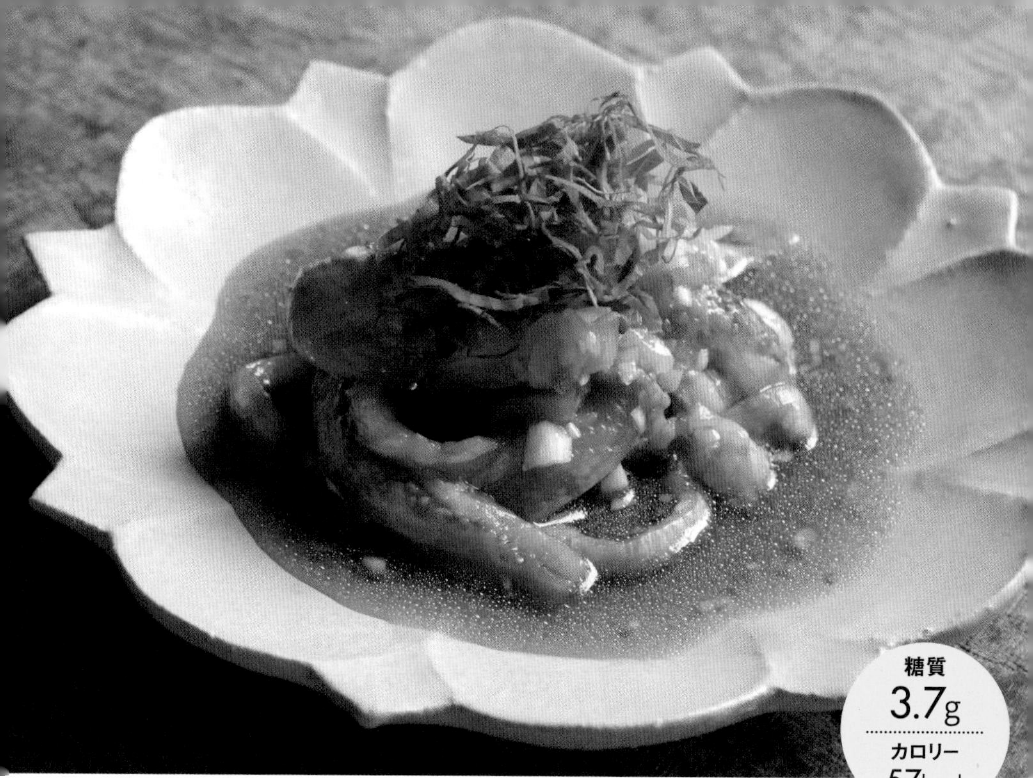

糖質
3.7g
カロリー
57kcal

香味野菜のハーモニーで、安定感抜群の美味しさ!

焼きナスさっぱり中華だれ

15分以内 50円以内 冷蔵OK

材料（2人分）

ナス …… 1本（90g）
長ねぎ …… 5㎝（10g）
しょうが …… 1/2かけ（5g）
みょうが …… 3g
大葉 …… 1枚
しょうゆ …… 小さじ1（6g）
ごま油 …… 小さじ1（3g）
酢 …… 大さじ1（15g）

作り方

1 ナスを魚焼きグリルやトースターでグリルし、細かくさく。長ねぎ、しょうが、みょうがをみじん切り、大葉を千切りにする。

2 ボウルにしょうゆ、ごま油、酢を入れて混ぜ合わせ、長ねぎ、しょうが、みょうがを混ぜる。

3 器にナスを盛りつけ、2を上からかけて大葉を散らす。

ワンポイントアドバイス 大葉やねぎ、しょうが、みょうがなど香味野菜を加えることで、独特の香りや豊かな風味、鮮やかな色彩がアクセントになり、シンプルな料理を味わい深くしてくれます。ナスのとろっとした食感がひき立てられますよ。

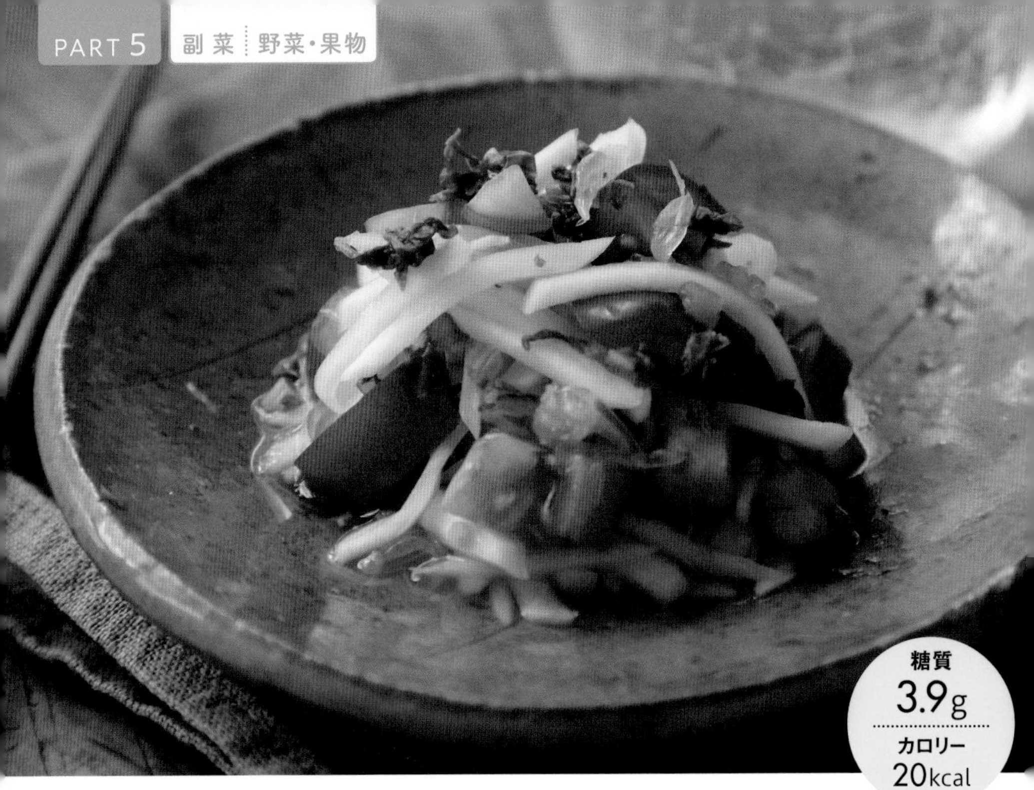

糖質
3.9g
カロリー
20kcal

はちみつで疲労回復を早めよう

かぶのはちみつレモンサラダ

100円以内 冷蔵OK

材料（1人分）

かぶ …… 1/3個（30g）
レモン汁 …… 小さじ1（5g）
はちみつ …… 小さじ1/2（2g）
かぶ（葉） …… 5g
トマト …… 10g
レモン果肉 …… 小さじ1（5g）

作り方

1 かぶは太めの千切りにする。

2 ボウルにレモン汁、はちみつを入れて混ぜ合わせ、かぶを入れて30分程漬けておく。

3 かぶの葉は小口切りにしてさっと茹で、水気を切る。

4 器に漬けておいた2、角切りにしたトマト、房取りしたレモン、3の順で盛り付ける。

ワンポイントアドバイス はちみつレモンは、美容に嬉しい効果がたっぷりあります。かぶの葉はβカロテンを非常にたくさん含んだ食材です。葉まで余すところなく使い切りましょう。

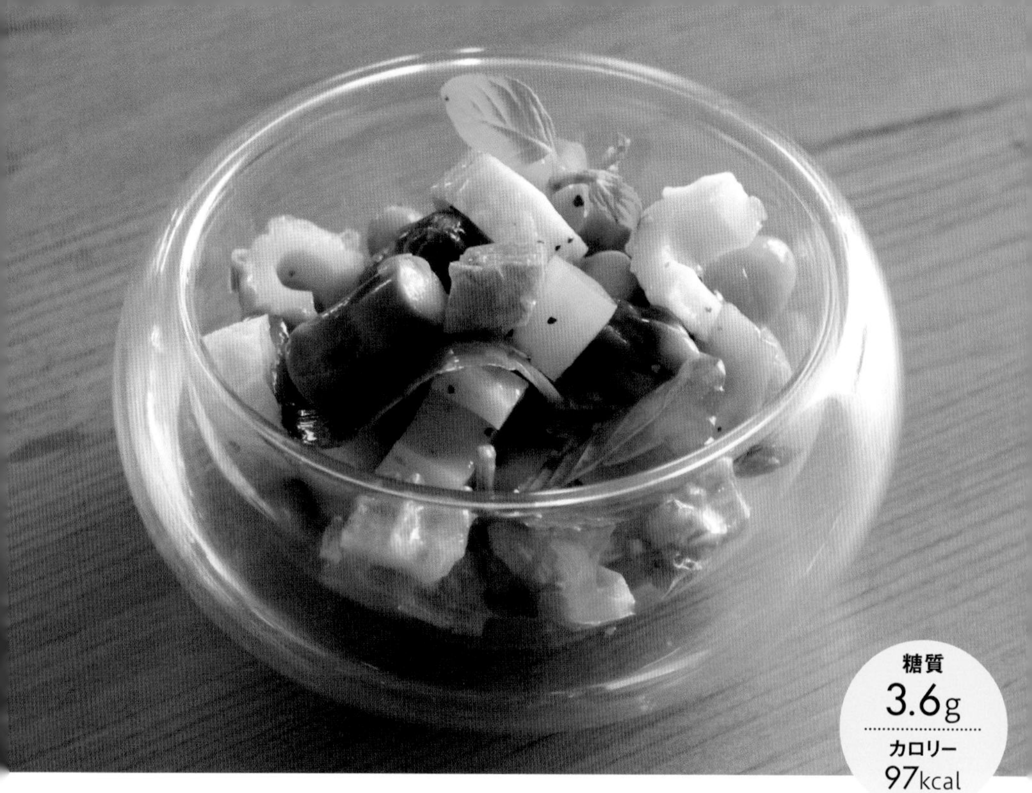

糖質
3.6g
カロリー
97kcal

爽やかなミントで、心も体もきれいに

ミントと枝豆アスパラのサラダ

5分以内　100円以内　冷蔵OK

材料（1人分）

ちくわ …… 1/2本（15g）
アスパラ …… 1本（20g）
枝豆（塩茹で冷凍）…… 5個（20g）
ミント …… 適量（1g）
レモン汁 …… 小さじ1/2（2g）
オリーブ油 …… 小さじ1（5g）
塩 …… 少々
こしょう …… 少々

作り方

1 ちくわは枝豆の大きさに合わせて四角く切り、アスパラは下1/3の皮をむき、はかまを外し、枝豆の大きさに合わせて切る。

2 枝豆はさっと湯通しし、皮をむく。アスパラはさっと茹で、冷水に上げて水気を切る。

3 ボウルにちくわ、ミント、2、レモン汁、オリーブ油、塩、こしょうを入れて混ぜ、器に盛りつける。

ワンポイントアドバイス　気持ちをリフレッシュさせたい時や眠気覚ましに使われるミントですが、女性にとっては嬉しい美白・美肌効果もある食材です。殺菌効果も高いため、口臭予防にも役立ちます。

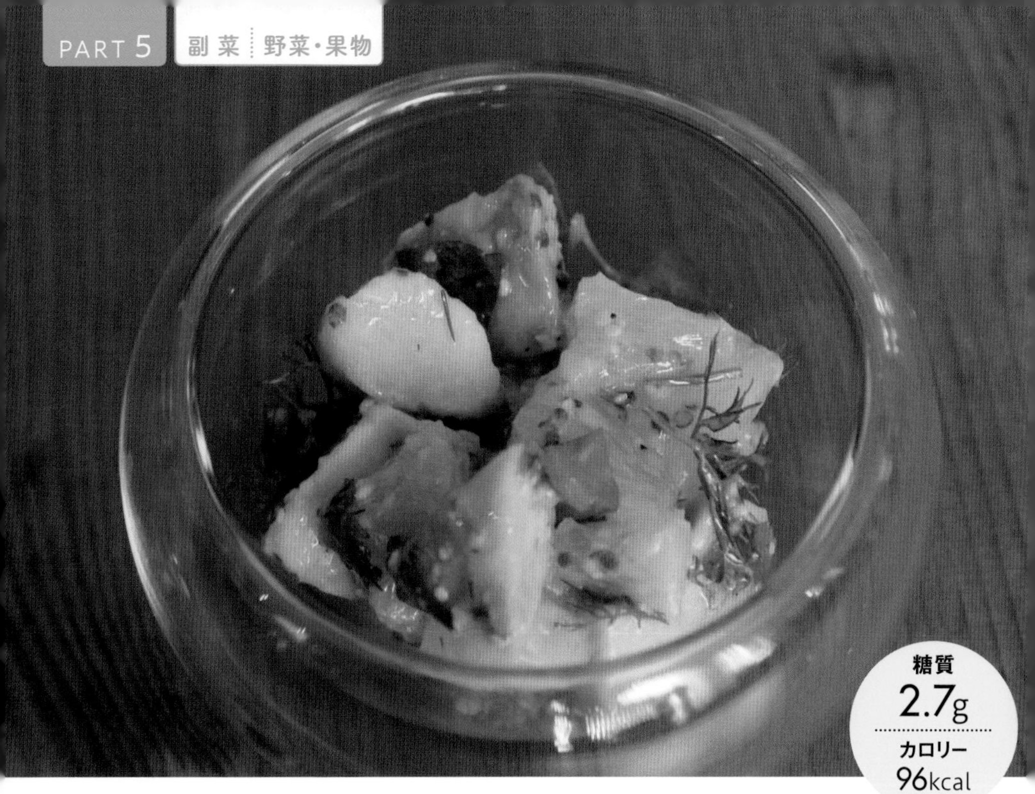

糖質 2.7g
カロリー 96kcal

美容にうってつけのアボカドを、ハーブの香りとともに楽しむ

アボカドとグレープフルーツのハーブサラダ

5分以内 50円以内 ボウル

材料（1人分）

アボカド …… 1/3個（30g）
グレープフルーツ …… 25g
イタリアンパセリ …… 適量（0.5g）
ディル …… 適量
オリーブ油 …… 小さじ1（3g）
マスタード …… 適量（1g）
塩 …… 少々
こしょう …… 少々

作り方

1 アボカドは皮をむき、乱切りにする。グレープフルーツは皮をむき、果肉をさいの目に切る。イタリアンパセリ、ディルは粗く刻む。

2 ボウルに1、オリーブ油、マスタード、塩、こしょうを入れて混ぜ、器に盛りつける。

ワンポイントアドバイス 高カロリーに見えるアボカドですが、新陳代謝を促進するビタミンEや美白効果のあるビタミンCなど、女性に嬉しい栄養が満点☆　血液をサラサラにしてくれるので、ダイエットにも強い味方となります。

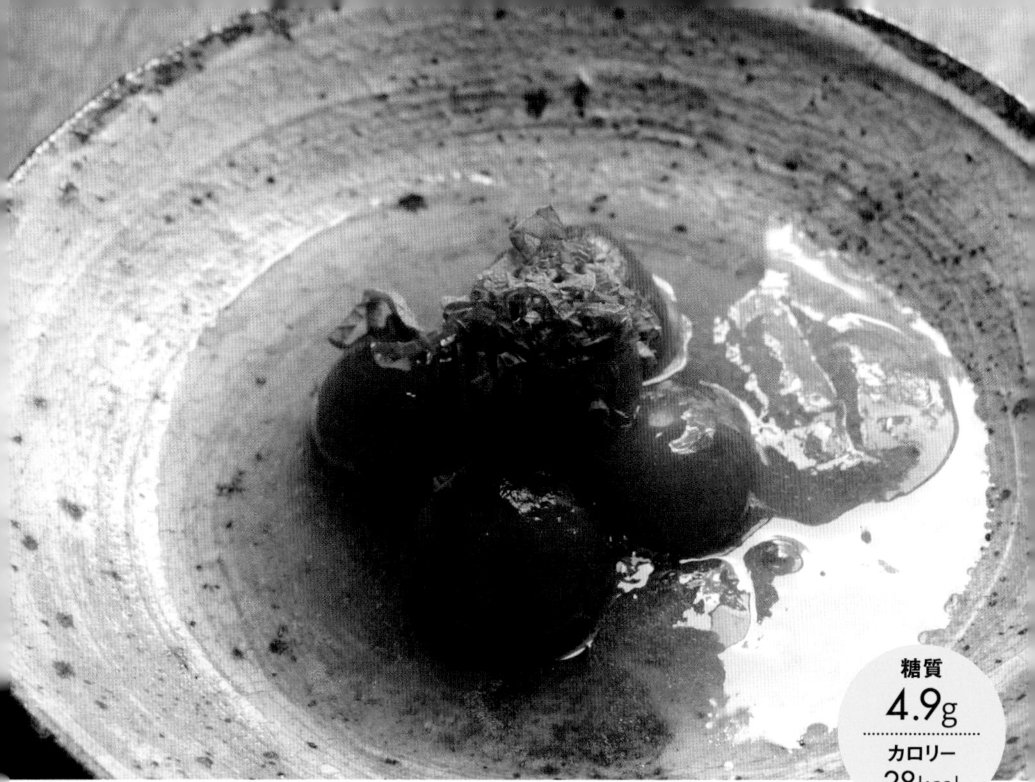

糖質
4.9g
カロリー
28kcal

キラキラ、ぷるぷる!　コラーゲンアップ

ミニトマトの和風ジュレソース

100円以内　冷蔵OK

材料（1人分）

ミニトマト …. 5個（50g）
かつおダシ（マリネ用）
…. 3/4カップ（170ml）
かつおダシ …. 1/4カップ（50ml）
しょうゆ …. 小さじ1（5g）と
小さじ1/2（3g）
塩 …. 少々
板ゼラチン …. 1g
みりん …. 小さじ1/2（3g）
大葉 …. 1枚（0.5g）

作り方

1 ミニトマトのヘタを外し、皮に軽く切り込みを入れ、湯むきして皮をむく。

2 かつおダシ（マリネ用）を軽く温め、しょうゆ小さじ1（5g）、塩を加え、ミニトマトを入れ、冷やしながら2時間程マリネする。

3 板ゼラチンを水にふやかす。

4 鍋にかつおダシ、みりん、塩、しょうゆ小さじ1/2（3g）を入れて温め、ゼラチンを加え、冷水に当てながら冷やし、ジュレに仕立てる。

5 器にマリネしたミニトマト、4、刻んだ大葉を盛りつける。

ワンポイントアドバイス
ジュレ仕立てにすることで、水分を多く含むやわらかいトロッとした食感を楽しめます。透明感がありキラキラしたジュレは料理の見た目もアップ！

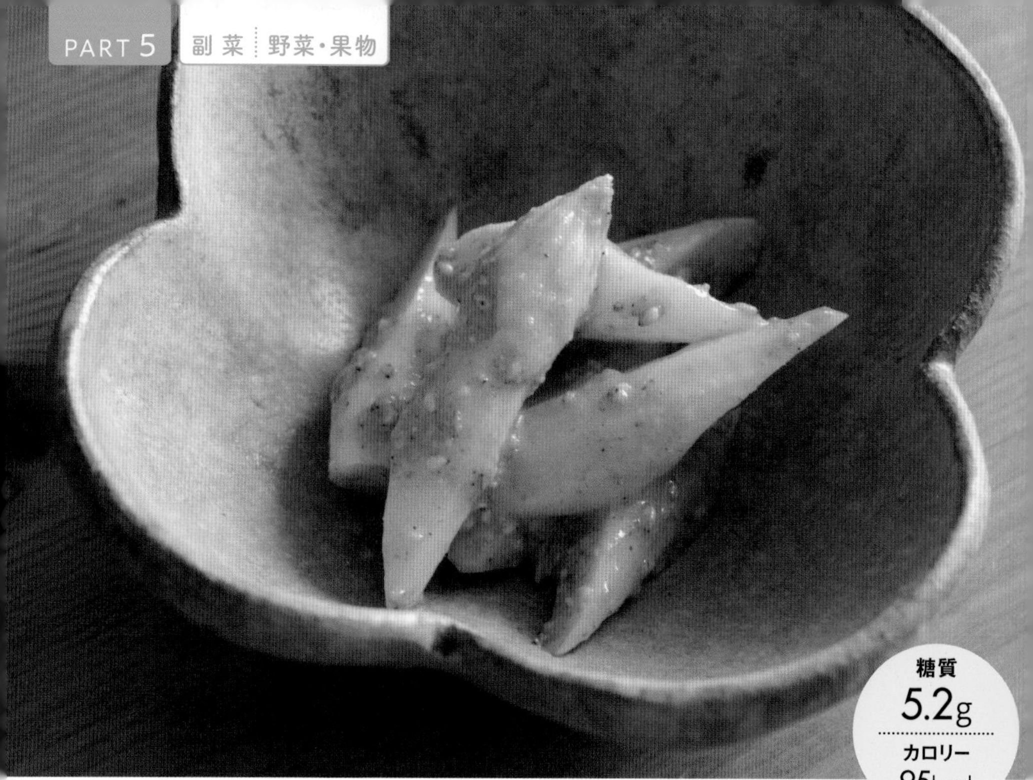

糖質
5.2g
カロリー
95kcal

旬の味を楽しむ贅沢レシピ

ホワイトアスパラのごまみそ和え

5分以内 100円以内 冷蔵OK

材料（1人分）

ホワイトアスパラ
…… 2本（40g）
卵黄 …… 1/2個（8g）
白みそ …… 大さじ1/2（8g）
みりん …… 小さじ1/2（3g）
白すりごま …… 小さじ2（5g）

作り方

1 ホワイトアスパラはピーラーで皮をむき、食べやすい大きさに切る。

2 鍋に湯を沸かしホワイトアスパラを茹で、冷水に浸し、キッチンペーパーで水気を切る。

3 ボウルに卵黄、白みそ、みりん、白すりごまを入れてよく混ぜ、2を加えて和え、器に盛りつける。

ワンポイントアドバイス
ホワイトアスパラにはアスパラギン酸やカリウムという栄養素が含まれていて、疲労回復効果やむくみの解消が期待できます。淡白な味を持つため、味の濃い食事をされる方にはお勧めの食材とも言えます。

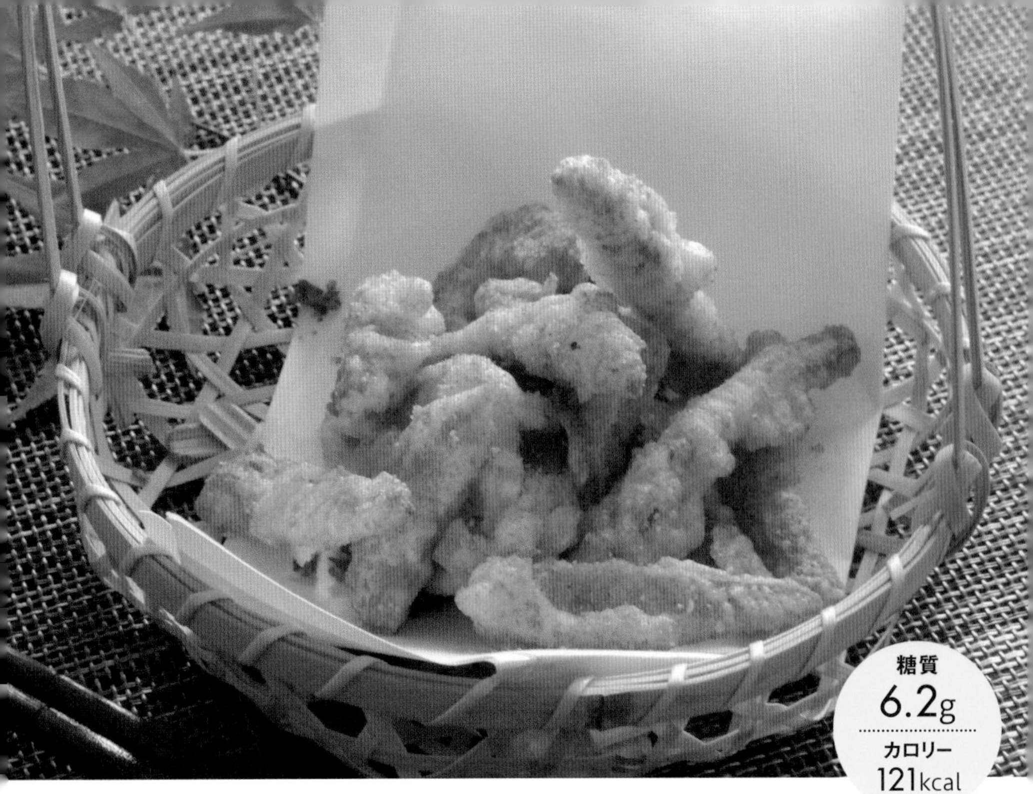

糖質
6.2g
カロリー
121kcal

夏の美味しさがぎゅっと詰まった

夏野菜のカレーフリット

10分以内　100円以内　フライパン

材料（1人分）

アスパラ …. 1本（15g）
ゴーヤ …. 10g
ズッキーニ …. 20g
パプリカ …. 15g
てんぷら粉
…. 大さじ2（15g）
水 …. 大さじ1（20ml）
揚げ油 …. 適量
パルメザンチーズ
…. 小さじ1（2g）
カレー粉 …. 小さじ1/2（1g）
塩 …. 少々
パセリ …. 適量（1g）

作り方

1 アスパラは一口大に切り、ゴーヤは薄くスライス、ズッキーニは輪切りにし、パプリカは三角に切る。

2 てんぷら粉に水を混ぜて野菜に衣をつけ、180℃の油で揚げる。

3 ボウルにパルメザンチーズ、カレー粉、塩、パセリを混ぜ、揚げた野菜を和えて器に盛りつける。

ワンポイントアドバイス ゴーヤは苦味があってこそ美味しい野菜ですが、苦味が強すぎるのは好みじゃないという方は下処理をしましょう。まずゴーヤを洗ってから縦半分に切り、スプーンでタネとワタを取り除きます。料理に合わせた大きさに切り、塩と砂糖を加え5～10分おくと、水分と一緒に苦味が出てきますので、水分を捨てれば準備OKです。

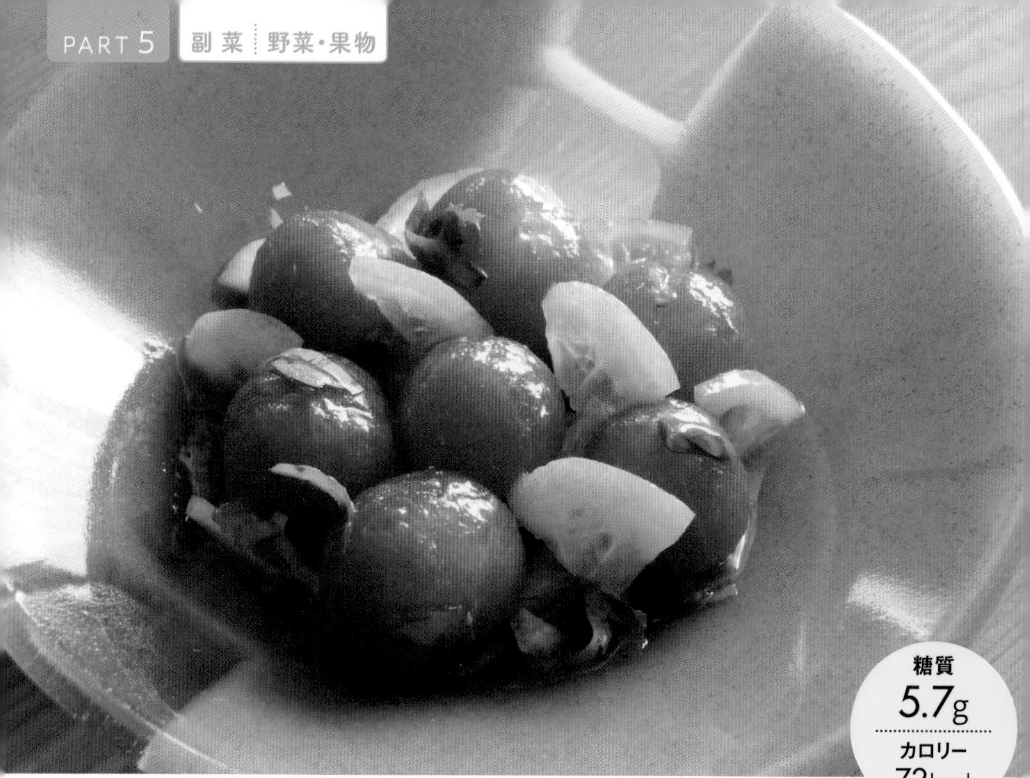

糖質
5.7g
カロリー
72kcal

はちみつとレモンは、心身をリフレッシュする最高のコンビ★

ミニトマトのハニーレモンマリネ

5分以内 100円以内 冷蔵OK

※動画では2倍量で調理

材料（1人分）

ミニトマト …. 4個（40g）
レモン …. 10g
イタリアンパセリ
…. 適量（1g）
はちみつ
…. 小さじ1/2（3g）
レモン汁 …. 適量（1g）
塩 …. 少々
オリーブ油 …. 小さじ2（5g）

作り方

1 ミニトマトは湯むきする。
2 レモンは薄くスライスして、いちょう切りにする。
3 イタリアンパセリは粗く刻む。
4 ボウルにはちみつ、レモン汁、塩、オリーブ油を入れて混ぜる。
5 4に1、2、3を入れて和え、器に盛りつける。

ワンポイントアドバイス
はちみつとレモンの優しい甘みと酸味が、体をリフレッシュしてくれます。レモンに含まれるビタミンCは、コラーゲンの生成に不可欠で、病気などの抵抗力を高めたり、鉄の吸収をよくしたりする効果や抗酸化作用があるとされています。リモネンと呼ばれる香り成分も、リラックス効果をさらに高めてくれます。

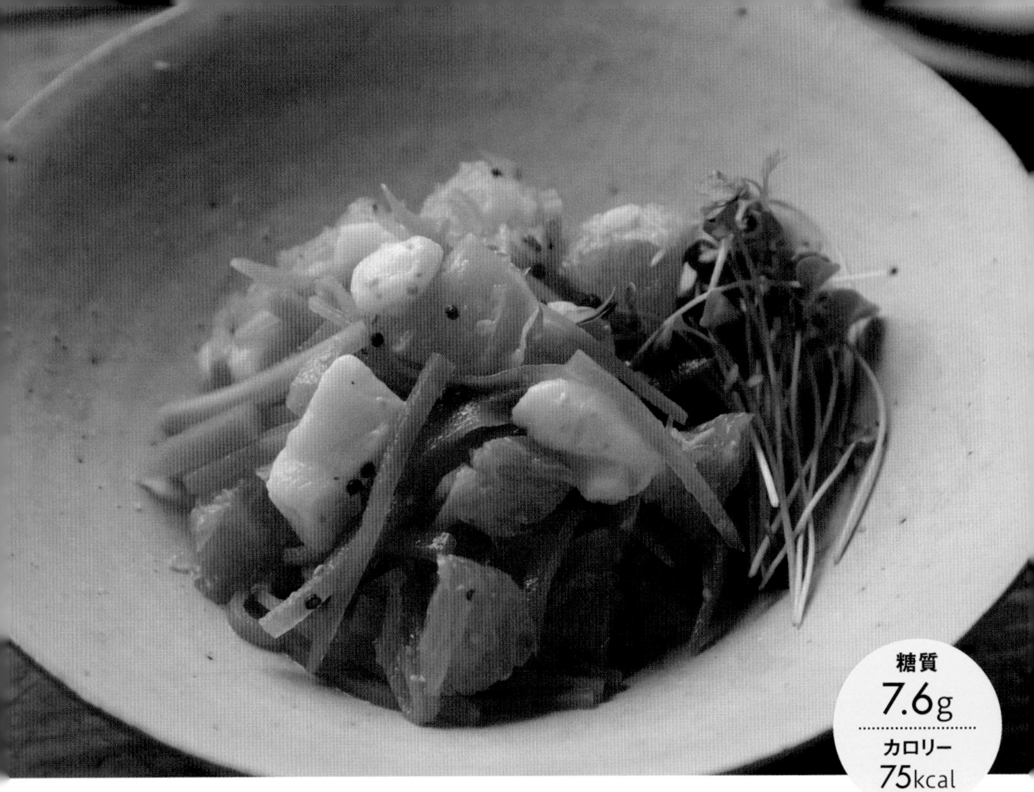

糖質
7.6g
カロリー
75kcal

色鮮やか！　技ありサラダ。甘みと酸味のハーモニーも注目

にんじんとオレンジのサラダ

5分以内　50円以内　冷蔵OK

材料（1人分）

にんじん …. 4㎝（40g）
ほたて（刺身用）
…. 1/2個（20g）
オレンジ
…. 30g（房取り後の分量で）
酢 …. 小さじ1（5g）
オリーブ油 …. 小さじ1/2（2g）
砂糖 …. 小さじ1/2（1g）
粒マスタード
…. 小さじ1/2（2g）
ブロッコリースプラウト
…. 適量（2g）

作り方

1 にんじんは千切りにし、さっと茹で、ほたては食べよい大きさに切り、オレンジは房取りし、一口大に切る。

2 ボウルに酢、オリーブ油、砂糖、粒マスタードを入れて混ぜ、1を加えて和える。

3 器に2を盛り付け、食べよい大きさに切ったブロッコリースプラウトを添える。

ワンポイントアドバイス　ほたてとオレンジの酸味・甘みがよく合うサラダです。オレンジに限らず、グレープフルーツなど他の好きな柑橘類を旬の時期に使ってみるのもお勧め。

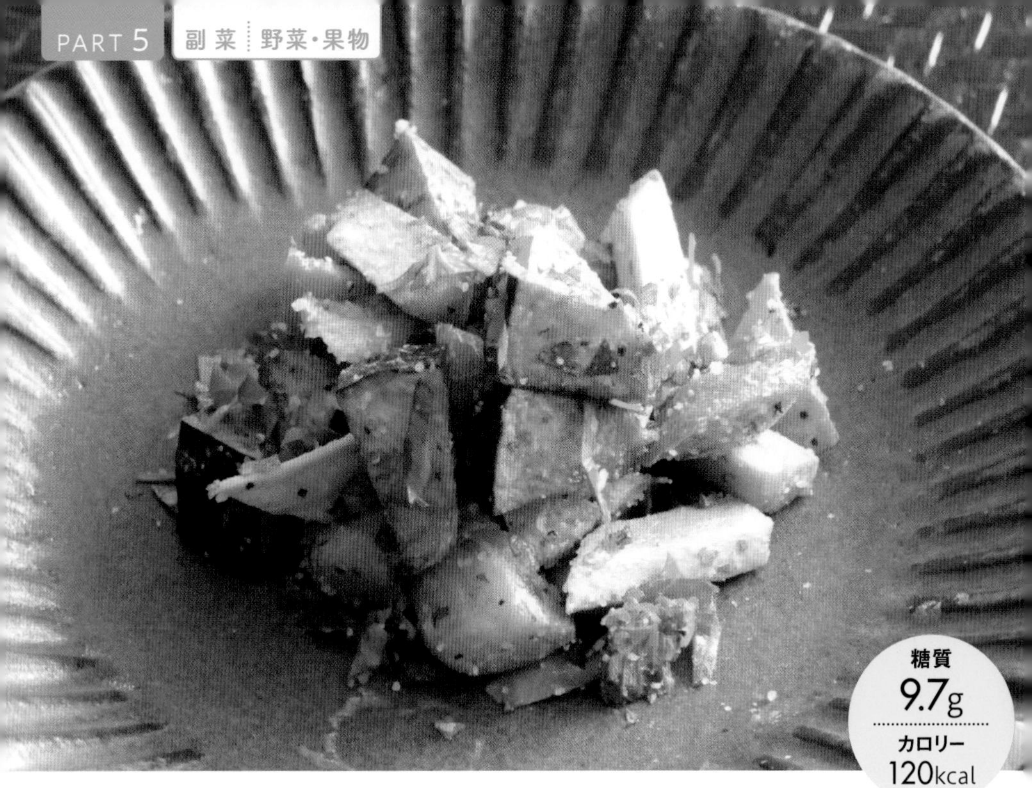

糖質
9.7g
カロリー
120kcal

食物繊維で腸内スッキリ

根菜のフリット ハーブチーズ風味

10分以内 50円以内 冷蔵OK フライパン

材料（1人分）

かぼちゃ …… 40g
にんじん …… 2cm（20g）
ごぼう …… 10cm（15g）
揚げ油 …… 適量
セルフィーユ …… 適量（1g）
イタリアンパセリ
…… 適量（1g）
ミント …… 適量（1g）
パルメザンチーズ
…… 小さじ1（2g）
こしょう …… 少々

作り方

1 かぼちゃは2cm角程度に切る。
2 にんじんは皮つきのまま乱切りにする。
3 ごぼうはぶつ切りにする。
4 かぼちゃ、にんじん、ごぼうを170℃の油で揚げる。
5 セルフィーユ、イタリアンパセリ、ミントを大きめのみじん切りにする。
6 ボウルで4、5、パルメザンチーズ、こしょうを混ぜ、器に盛りつける。

ワンポイントアドバイス 抗酸化パワー満点のかぼちゃ。おかずはもちろん、スイーツにまで活用できます。ぜひ、レシピのレパートリーに加えていただきたい食材ですよ。

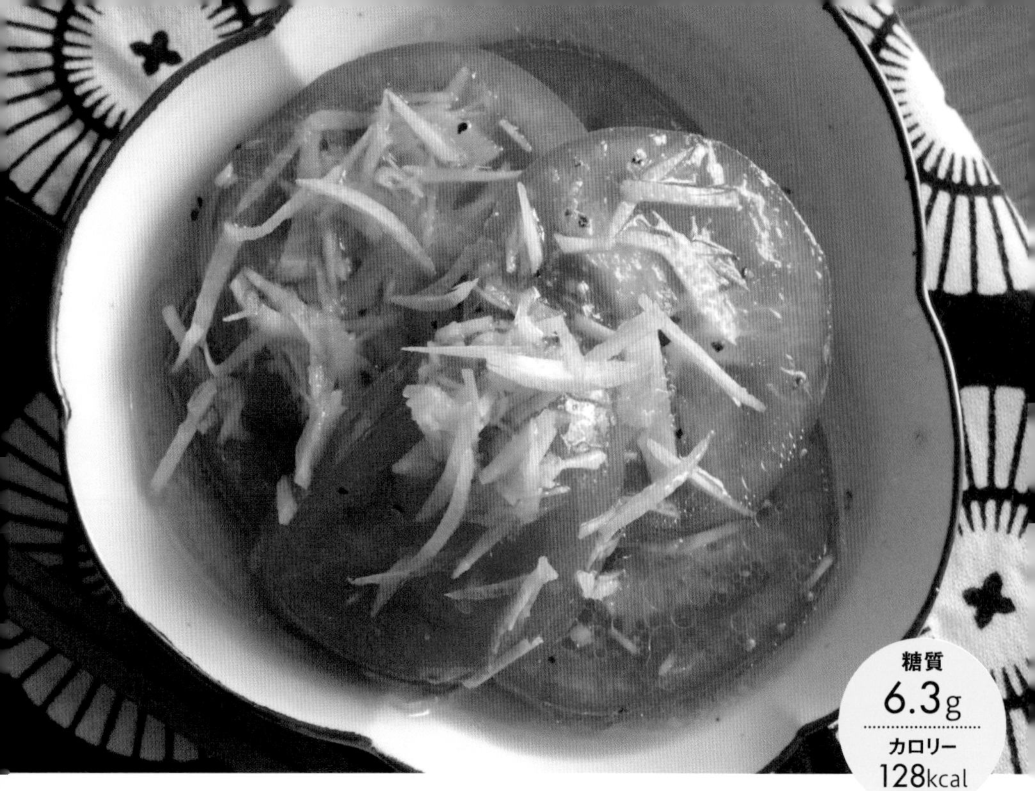

糖質
6.3g
カロリー
128kcal

簡単で美味しいのが一番!

さっぱり簡単トマトマリネ

5分以内　100円以内　冷蔵OK　ボウル

材料（1人分）

しょうが
…… 1/2かけ（6g）
トマト …… 1個（120g）
レモン …… 20g
オリーブ油
…… 小さじ2（10g）
塩 …… 少々
こしょう …… 少々

作り方

1 しょうがは細かい千切りにする。
2 トマトは輪切りにする。
3 レモンの皮を千切りにし、レモン汁は別によける。
4 ボウルにオリーブ油とレモン汁、しょうがを混ぜる。
5 器にトマトを並べ、塩こしょうをして 4 をかけ、千切りにしたレモンを添える。

ワンポイントアドバイス レモンの皮を入れることにより彩りが加えられます。しょうがが少し入っているので、爽やかな香りで清涼感が増しますよ。

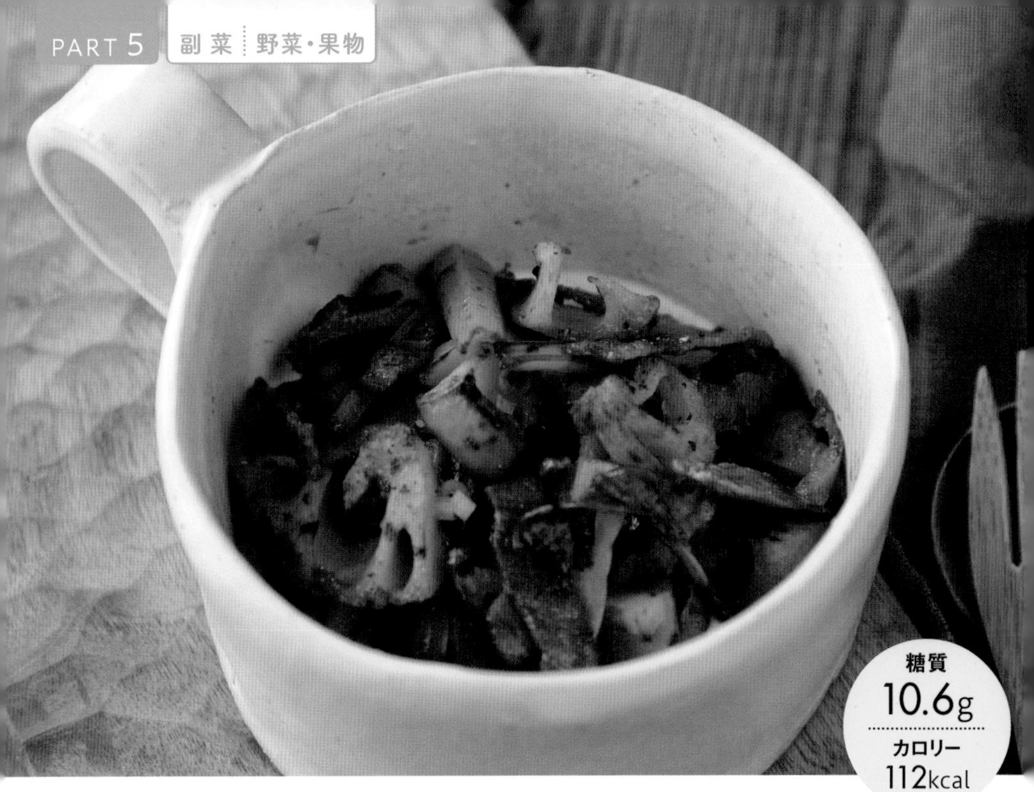

糖質 10.6g
カロリー 112kcal

レンコンのシャキシャキ感にハマる人、続出!?

シャキッと根菜サラダ

10分以内 50円以内 冷蔵OK フライパン

材料（1人分）

レンコン …… 1/3節（60g）
小松菜 …… 10g
ベーコン …… 10g
オリーブ油
…… 小さじ1/2（2g）
バルサミコ酢
…… 小さじ1（6g）
砂糖 …… 小さじ1/2（1g）
しょうゆ …… 小さじ1/2（2g）
黒こしょう …… 少々
小ねぎ …… 適量（1g）

作り方

1 レンコンは皮をむき、小さめの乱切りにし、小松菜は5cm幅に切り、ベーコンは1cm幅の千切りにする。

2 フライパンにベーコンを入れて焦げ目がつくまで焼き上げ、取り出しておく。

3 2のフライパンにオリーブ油を入れ、レンコンを焼き、火が通ったら小松菜を入れ、ベーコンも戻し入れる。

4 ボウルにバルサミコ酢、砂糖、しょうゆを入れて混ぜ、3を加え、器に盛りつけ、黒こしょうを振り、小口切りにした小ねぎを散らす。

ワンポイントアドバイス 根菜の食感で咀嚼回数を増やせます。レンコンに含まれるビタミンCは、加熱しても壊れにくいという特徴があります。

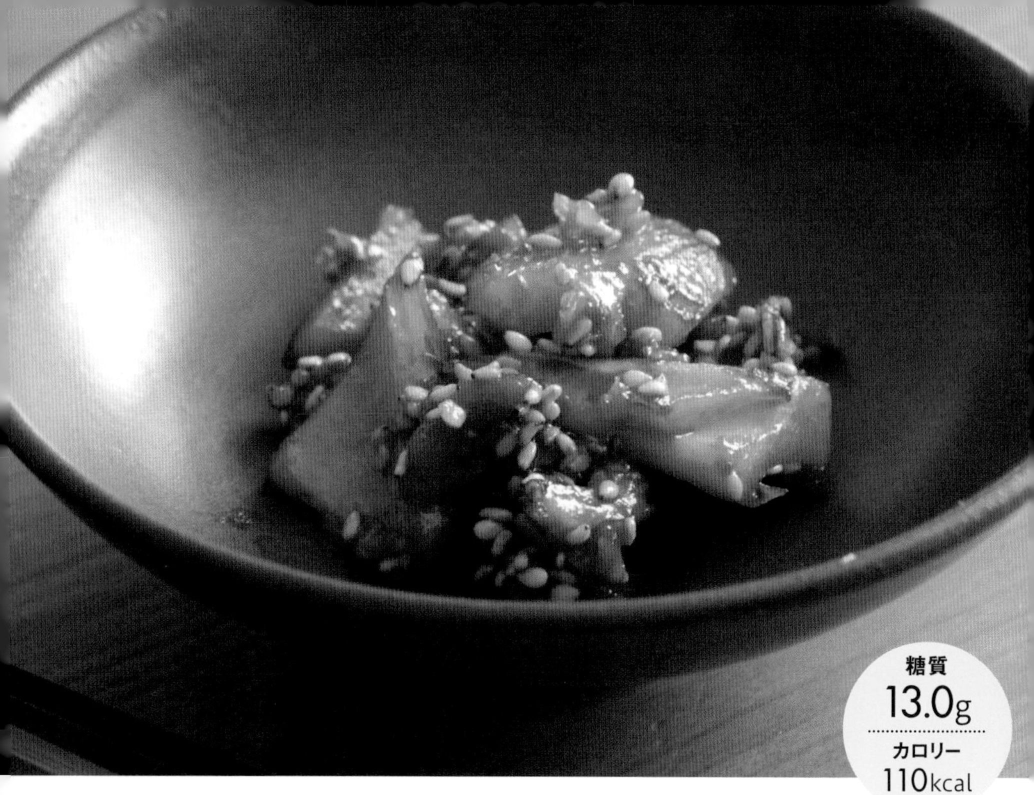

糖質
13.0g
カロリー
110kcal

梅きんぴらという新たな提案。常備菜やお弁当にも最適♪

たたきレンコンの梅きんぴら

10分以内　50円以内　冷蔵OK　フライパン

材料（1人分）

レンコン（水煮）…… 1/4節（40g）
梅肉 …… 小さじ1（5g）
サラダ油 …… 小さじ1（4g）
かつおダシ …… 大さじ2（30ml）
きび砂糖 …… 小さじ1（4g）
しょうゆ …… 小さじ1/2（3g）
みりん …… 小さじ1（5g）
白ごま …… 小さじ1（2g）

作り方

1 レンコンの水煮を乱切りにし、包丁の腹で軽くつぶし、梅肉はたたいておく。

2 フライパンにサラダ油をひき、レンコンを軽く炒め、かつおダシ、きび砂糖、しょうゆ、みりんを入れ、煮切る。

3 火を止め、梅肉、白ごまを加え、和えて器に盛り付ける。

ワンポイントアドバイス　お弁当にも最適なこちらのレシピは、きんぴらが梅風味という特徴的な味付け。一緒に鶏そぼろを入れても美味しいです。

PART

6

副 菜

［きのこ・豆・穀物・いも類］

キノコも低糖質として広く知られた存在。
豆も栄養価に優れたものが多いので、うまく使いこなしたいです。
ここでも、簡単調理でいろんな味が楽しめるような
メニューを多数ご用意しました。
穀物やイモ類は糖質が多くなりがちですが、
糖質を極力抑えつつ、味や食感も楽しめるように
工夫を重ねた副菜として仕上げました。

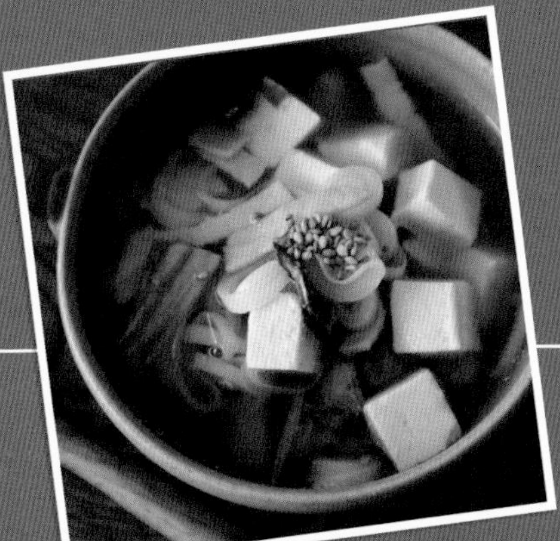

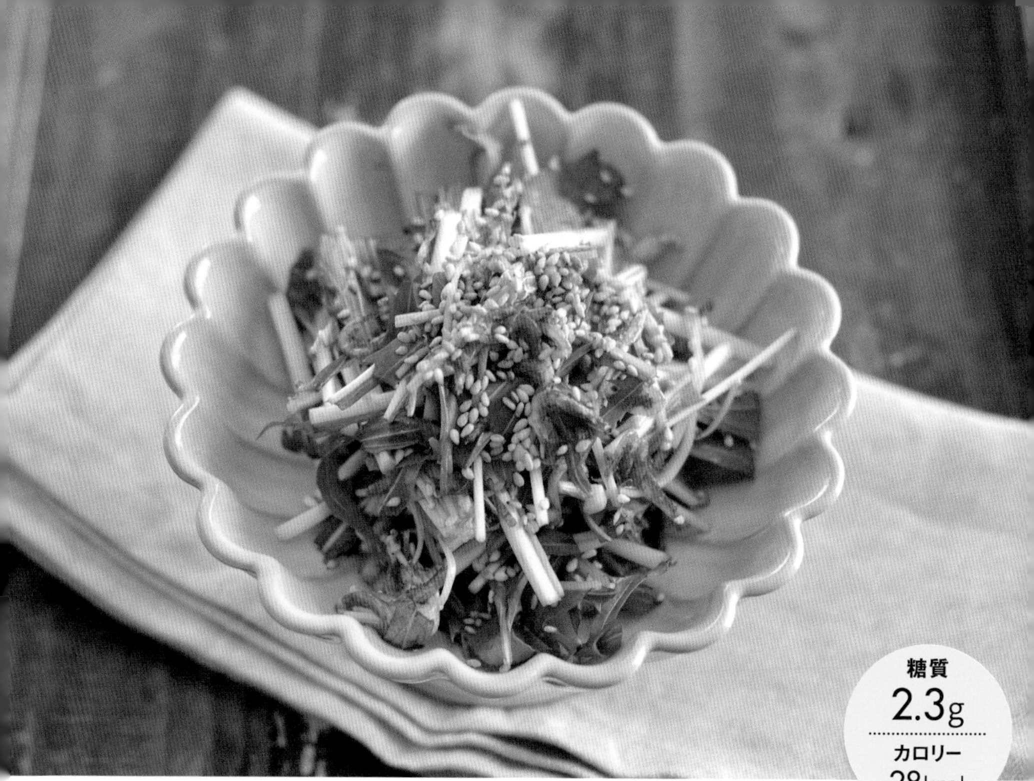

糖質
2.3g
カロリー
28kcal

あと一品ほしい時に重宝。電子レンジであっという間に完成

水菜とえのきたけのポン酢和え

5分以内　50円以内　冷蔵OK　レンジ

材料（1人分）

水菜 …… 30g
えのきたけ …… 1/3袋（30g）
さくらエビ …… 1g
ポン酢しょうゆ
…… 大さじ1/2（8g）
ラー油 …… 少々
白ごま …… 適量（1g）

作り方

1 水菜は3cm幅に切り、えのきたけは二等分にし、耐熱容器に入れ、ラップをかけ、電子レンジで加熱する（目安500Wで40秒程度）。

2 ボウルに1、さくらエビを入れ、ポン酢しょうゆ、ラー油を入れて混ぜ合わせ、盛り付け、白ごまを振る。

ワンポイントアドバイス
水菜は水分が多く含まれ、低カロリー食材としても大活躍！　食物繊維、炭水化物、βカロテン、ビタミンC、葉酸、カルシウム、鉄なども含まれているため、ダイエットの強い味方です。とても簡単なので、さっと一品追加してみてはいかがでしょうか。

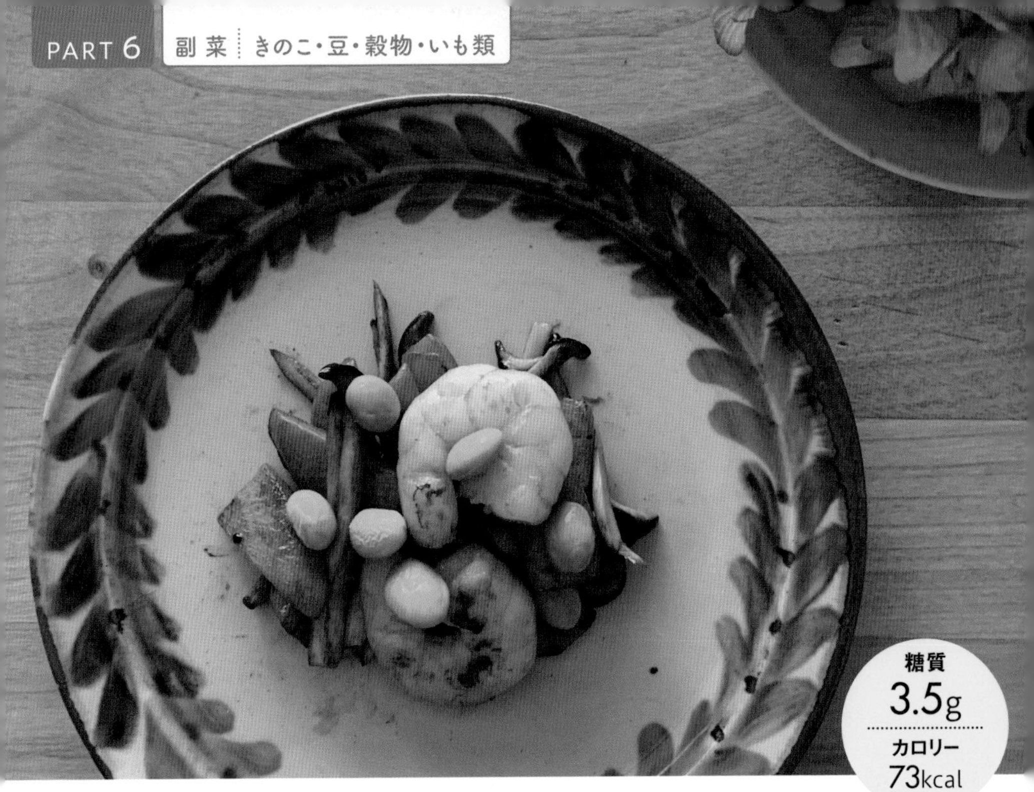

糖質
3.5g
カロリー
73kcal

オイスターソースの味で、本格中華に近づく

にんじんとエリンギのオイスター炒め

10分以内 100円以内 冷蔵OK

材料（1人分）

にんじん …. 3㎝（30g）
エリンギ
…. 1/3パック（30g）
オイスターソース
…. 小さじ1/2（3g）
酒 …. 小さじ1/2（2g）
コチュジャン
…. 少々（0.5g）
ごま油 …. 小さじ1/2（2g）
むきエビ …. 30g
むき枝豆 …. 5g

作り方

1 にんじんは縦半分に切り、厚めの斜め切りにし、さっと茹でる。エリンギは太めの千切りにする。

2 ボウルにオイスターソース、酒、コチュジャンを入れ、よく混ぜ合わせる。

3 フライパンにごま油を入れ、火にかけ、1、むきエビを入れて炒め、2を入れ味を調える。

4 器に3を盛り付け、むき枝豆を飾る。

ワンポイントアドバイス オイスターソースは味の主張がある調味料なので、入れすぎるとあっという間に全面オイスターソースの味になってしまうなんてことも。だから分量には気をつけてくださいね！

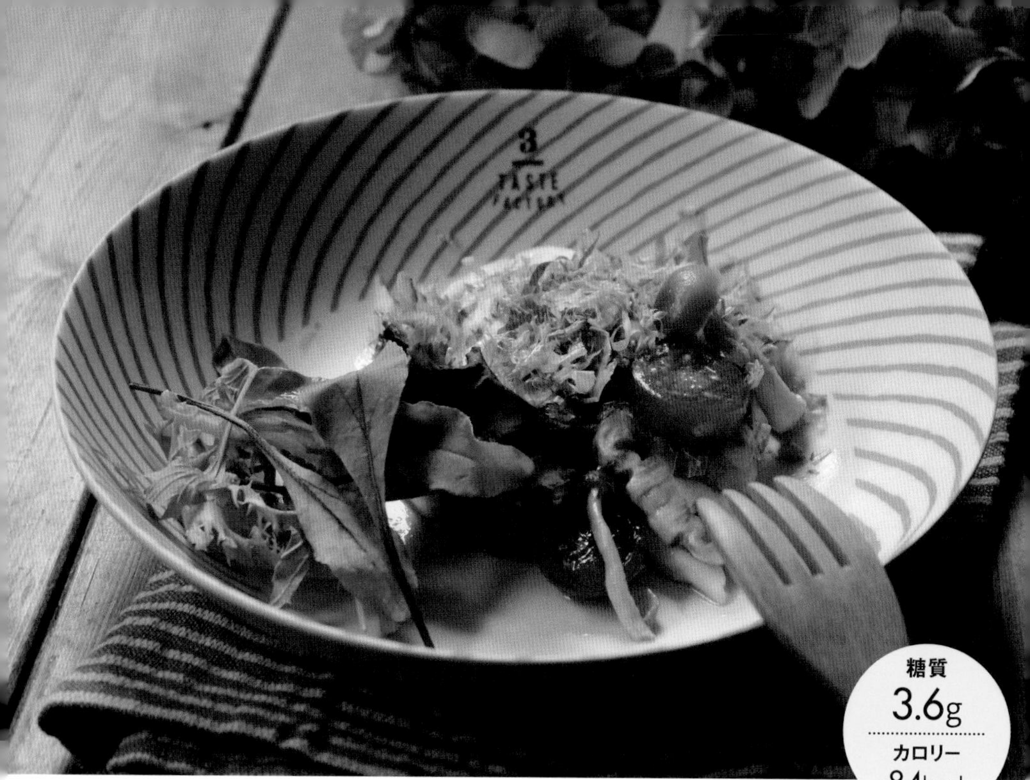

糖質
3.6g
カロリー
84kcal

まいたけ、しめじ、マッシュルーム…。いろんなきのこが大集結♪

きのこと大豆のおかかサラダ

5分以内　100円以内　冷蔵OK　レンジ

材料（1人分）

まいたけ …. 1/3パック（30g）
しめじ …. 15g
ホワイトマッシュルーム
…. 15g
ミニトマト …. 2個（20g）
酢 …. 大さじ1/2（8g）
砂糖 …. 小さじ1/2（1g）
オリーブ油 …. 小さじ1（3g）
白ダシしょうゆ
…. 小さじ1/2（3g）
蒸し大豆 …. 15g
ベビーリーフ …. 適量（3g）
削り節 …. 適量（1g）

作り方

1 まいたけ、しめじは小房に分け、耐熱容器に入れ、ラップをかけて電子レンジで加熱する（500Wで30～40秒が目安）。

2 ホワイトマッシュルームは、スライスする。

3 ミニトマトは6等分にする。

4 ボウルに酢、砂糖、オリーブ油、白ダシしょうゆを入れ、よく混ぜ合わせる。

5 4に1、2、3、蒸し大豆を入れ、さっと混ぜ合わせる。

6 器に5とベビーリーフを盛り付け、削り節をかける。

ワンポイントアドバイス
まいたけには血圧・血糖を下げる効果があり、脳梗塞、動脈硬化、心筋梗塞、高血圧など生活習慣病の予防に役立つとされています！

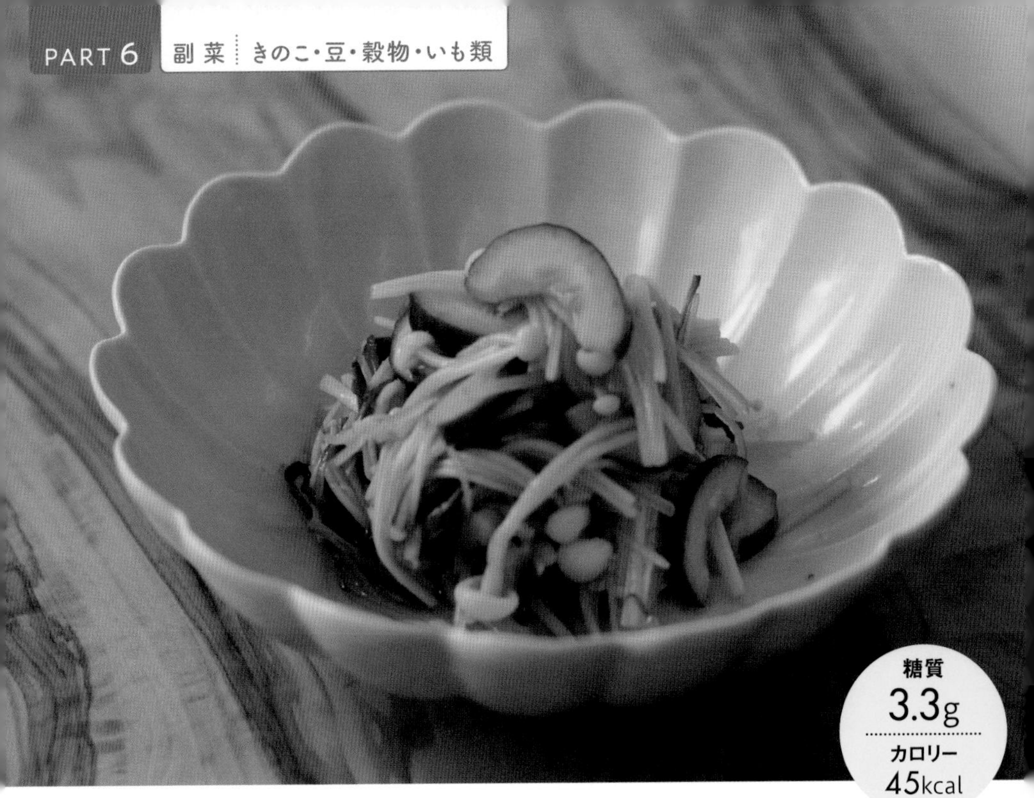

糖質 3.3g
カロリー 45kcal

異国気分に浸れる低カロリーサラダ

きゅうりとえのきのエスニックサラダ

5分以内　50円以内　冷蔵OK

材料（1人分）

えのきたけ …… 1/2袋（50g）
水菜 …… 20g
きゅうり …… 6cm（30g）
ごま油 …… 小さじ1/2（2g）
ナンプラー …… 小さじ1（5g）
にんにく（すりおろし）
…… 適量（3g）

作り方

1 えのきたけと水菜は食べよい大きさに切り、さっと茹でる。茹でたら冷水で冷やし水気を切る。きゅうりは中の種を取り、食べよい大きさに切る。

2 ボウルでごま油、ナンプラー、にんにくを混ぜ合わせ、さらに1を加えて混ぜ合わせ、器に盛りつける。

ワンポイントアドバイス　えのきたけのカロリーは100gあたり約22kcalでかなりヘルシー。きのこは全般的にカロリーがかなり低いので、ダイエットには重宝しますね。

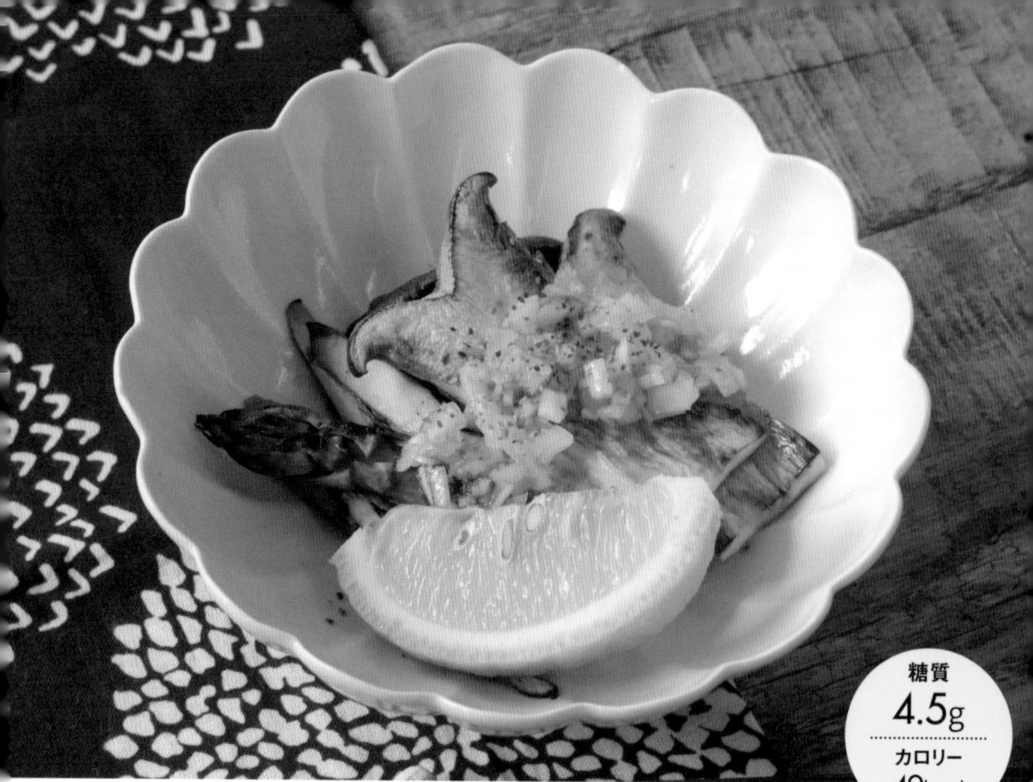

糖質
4.5g
カロリー
49kcal

ねぎだれは覚えておくと便利なアレンジ必須アイテム

エリンギとアスパラのねぎだれかけ

5分以内　100円以内　冷蔵OK　フライパン

材料（1人分）

エリンギ …. 1/2パック（60g）
アスパラ …. 1本（20g）
長ねぎ …. 5㎝（10g）
ごま油 …. 小さじ1/2（2g）
めんつゆ（2倍濃縮）
…. 大さじ1/2（8g）
一味唐辛子 …. 少々
レモン …. 10g

作り方

1 エリンギは縦4等分に切り、柄の部分に斜めに切れ目を入れておき、アスパラは1本を4等分の斜め切りにし、フライパンに入れて焼く。

2 長ねぎはみじん切りにし、ボウルにごま油、めんつゆ、長ねぎを入れて混ぜ合わせる。

3 器に 1 を盛り付け、2 をかけ、一味唐辛子を振り、くし形切りにしたレモンを添える。

ワンポイントアドバイス

食感も楽しいエリンギとアスパラの組み合わせ。自然と咀嚼回数も増えるのが、ダイエットに嬉しいところ。豊富なエリンギの食物繊維は便秘解消に効果的です。

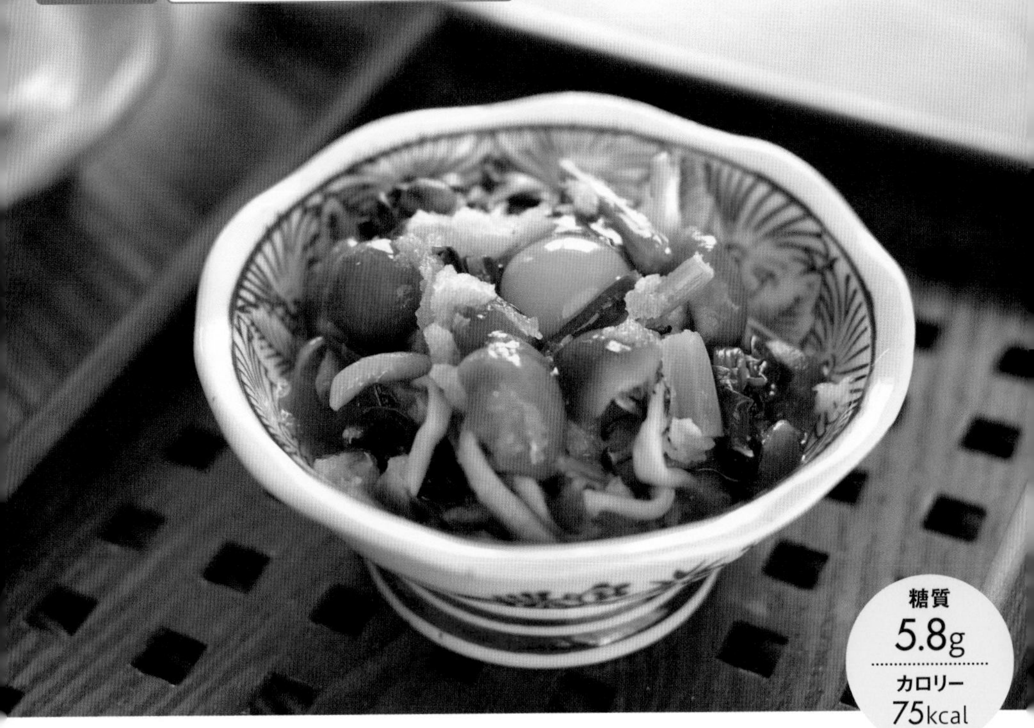

糖質
5.8g
カロリー
75kcal

ストレスがかかる糖質オフは、ビタミンDの補給で継続しやすくなる

きのことほうれん草のみぞれ和え

5分以内 50円以内 冷蔵OK

材料（1人分）

しめじ …… 1/3パック（30g）
ほうれん草 …… 30g
大根おろし …… 40g
酢 …… 小さじ1（6g）
砂糖 …… 小さじ1（3g）
レモン汁 …… 小さじ1/2（2g）
なめこ …… 30g
うずらの卵 …… 1個
白ダシしょうゆ
…… 小さじ1（5g）

作り方

1 フライパンに小房に分けたしめじを入れ、から煎りする。

2 ほうれん草を茹で、冷水でしめ、3～4㎝の長さに切り分ける。

3 ボウルに大根おろし、酢、砂糖、レモン汁を混ぜ、1と2、なめこを加えて和える。

4 こんもりと器に盛りつけ、真ん中にくぼみを作り、うずらの卵を飾り、上から白ダシしょうゆを回しかける。

ワンポイントアドバイス しめじはビタミンDが豊富。ビタミンDは不足するとストレスを感じやすくなってしまうので、積極的に取り入れたいですよね。ほうれん草との彩りも最高です。

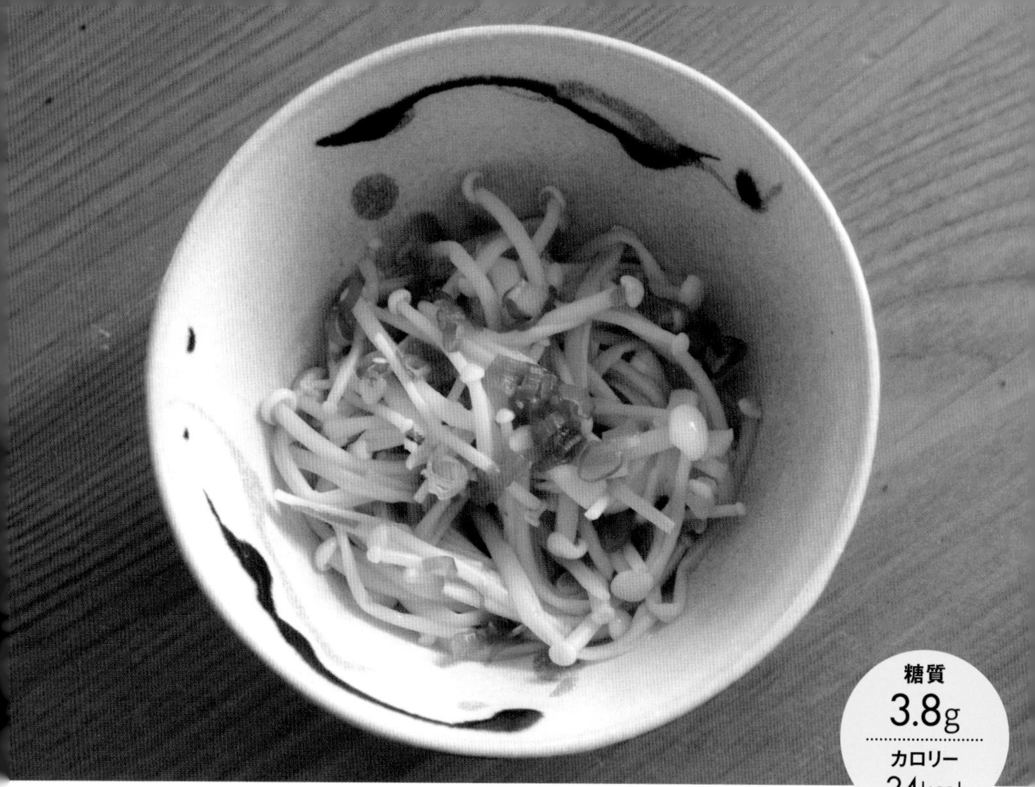

糖質
3.8g
カロリー
24kcal

簡単なのにちゃんと美味しい超スピードメニュー

えのきたけの梅肉和え

5分以内　50円以内　冷蔵OK

※動画では2倍量で調理

材料（1人分）

えのきたけ …. 1/4袋（25g）
かつおダシ …. 30ml
みりん …. 小さじ1（5g）
しょうゆ …. 小さじ1/2（3g）
梅肉 …. 小さじ1（6g）
あさつき …. 適量（1g）

作り方

1 えのきたけは石づきを切ってほぐし、鍋にかつおダシ、みりん、しょうゆを入れて沸かし、えのきたけを入れ中火で煮切る。

2 梅肉はさっと包丁でたたき、えのきたけと梅肉をボウルで和え、器に盛りつけ、あさつきを散らす。

ワンポイントアドバイス　えのきたけはきのこの中でもビタミンB_1が豊富。そのため、疲労回復に効果的です。さっぱりとした梅との相性も抜群！

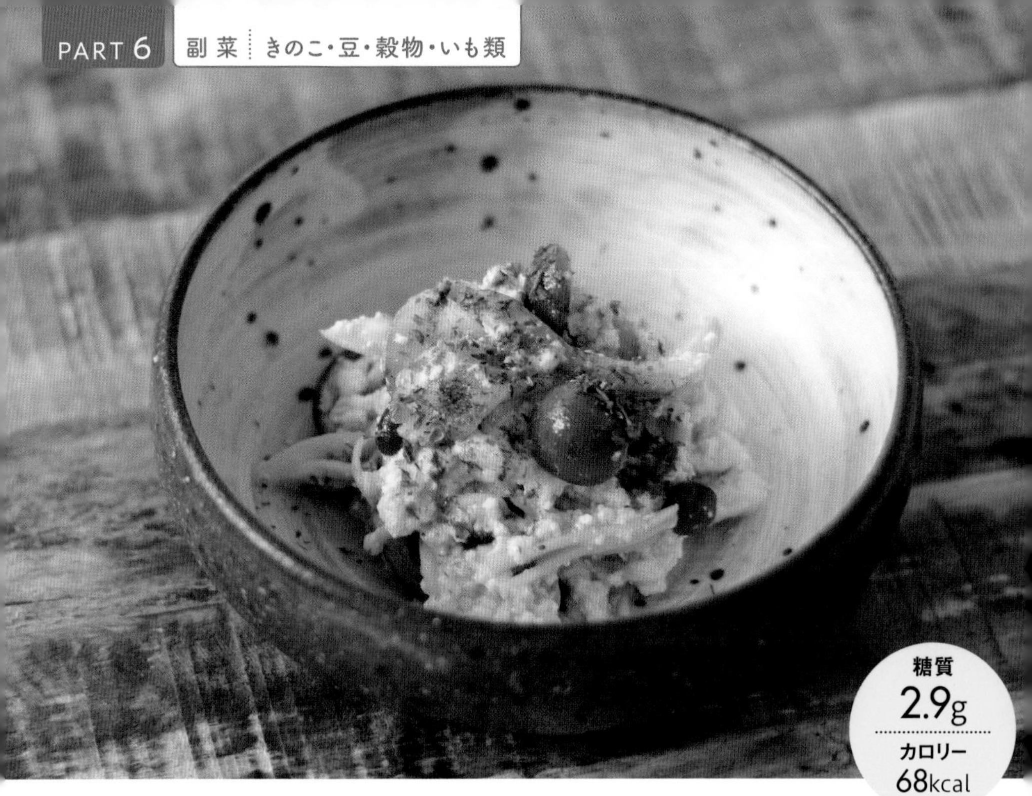

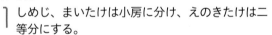

糖質
2.9g
カロリー
68kcal

食物繊維が豊富！　朝食にもふさわしいレシピ

きのこの白和え

5分以内　50円以内　レンジ

材料（1人分）

しめじ …… 20g
まいたけ …… 20g
えのきたけ
…… 1/3袋（30g）
めんつゆ（2倍濃縮）
…… 小さじ1（6g）
木綿豆腐 …… 50g
きな粉 …… 小さじ1（2g）
白ダシしょうゆ
…… 小さじ1/2（2g）
青のり …… 少々

作り方

1 しめじ、まいたけは小房に分け、えのきたけは二等分にする。

2 耐熱容器に1を入れ、ラップをかけ、電子レンジで加熱し（500Wで1分程度）水気を切り、ボウルに入れ、めんつゆを加え、からめておく。

3 ボウルに木綿豆腐を入れてつぶし、きな粉、白ダシしょうゆを入れて混ぜ合わせ、2を入れさらに混ぜ合わせて盛り付け、青のりを振る。

ワンポイントアドバイス　木綿豆腐を使った白和えの味と食感は、ぜひ一度味わってください。きのこ、きな粉で食物繊維もたっぷり摂取できます。朝食にも適した一品です。

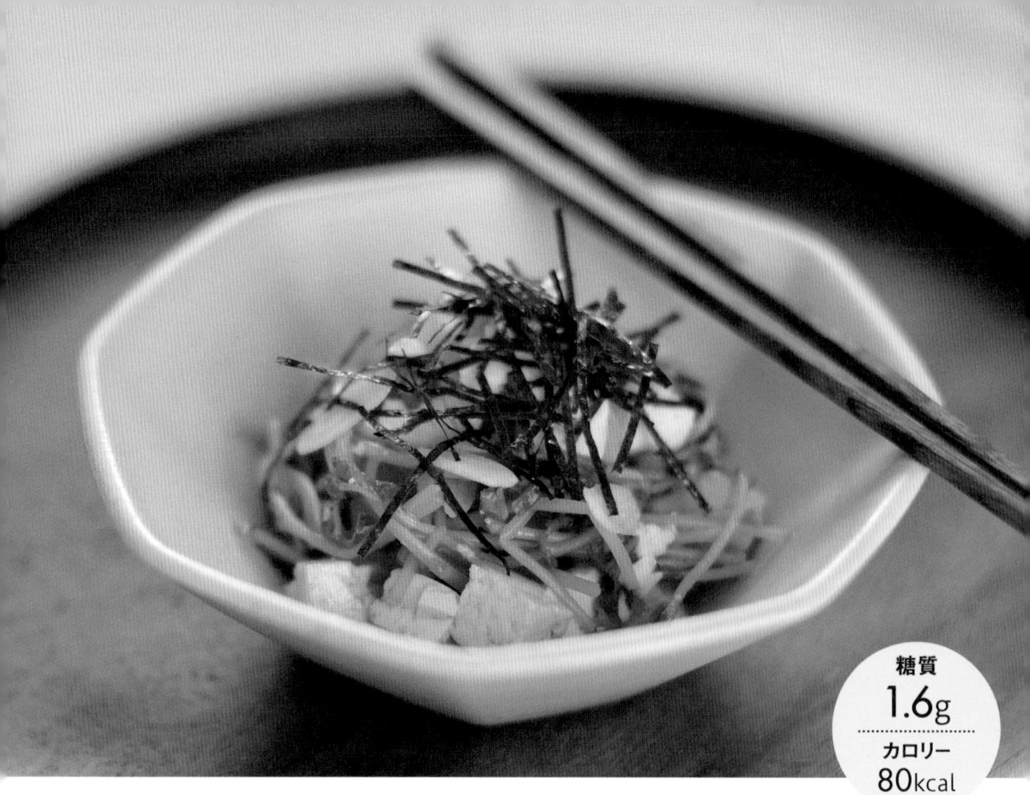

糖質
1.6g
カロリー
80kcal

スライスアーモンドが食感のアクセントに

豆腐と豆苗のからし酢和え

5分以内　50円以内

材料（1人分）

豆苗 …… 30g
木綿豆腐 …… 50g
酢 …… 大さじ1/2（8g）
しょうゆ …… 小さじ1/2（3g）
練りからし …… 適量（1g）
スライスアーモンド …… 4g
きざみのり …… 適量

作り方

1 豆苗は食べやすい大きさに切り、さっと茹で、木綿豆腐はさいの目切りにする。

2 ボウルに酢、しょうゆ、練りからしを入れて混ぜ合わせる。

3 2に1、スライスアーモンドを入れて混ぜ合わせ、器に盛り付け、きざみのりを振る。

ワンポイントアドバイス　スーパーでも簡単に手に入る豆苗は、様々な栄養素をバランスよく含んでいます。豆苗に含まれるビタミンKは骨の形成を助けるビタミンで、更年期の女性に特に大切な栄養素です。ビタミンAやビタミンCは老化の原因といわれる活性酸素を除去する作用があるため、若々しさを保つ効果が期待できます。葉酸は、妊娠中や授乳中は特に意識して摂りたい栄養素です。

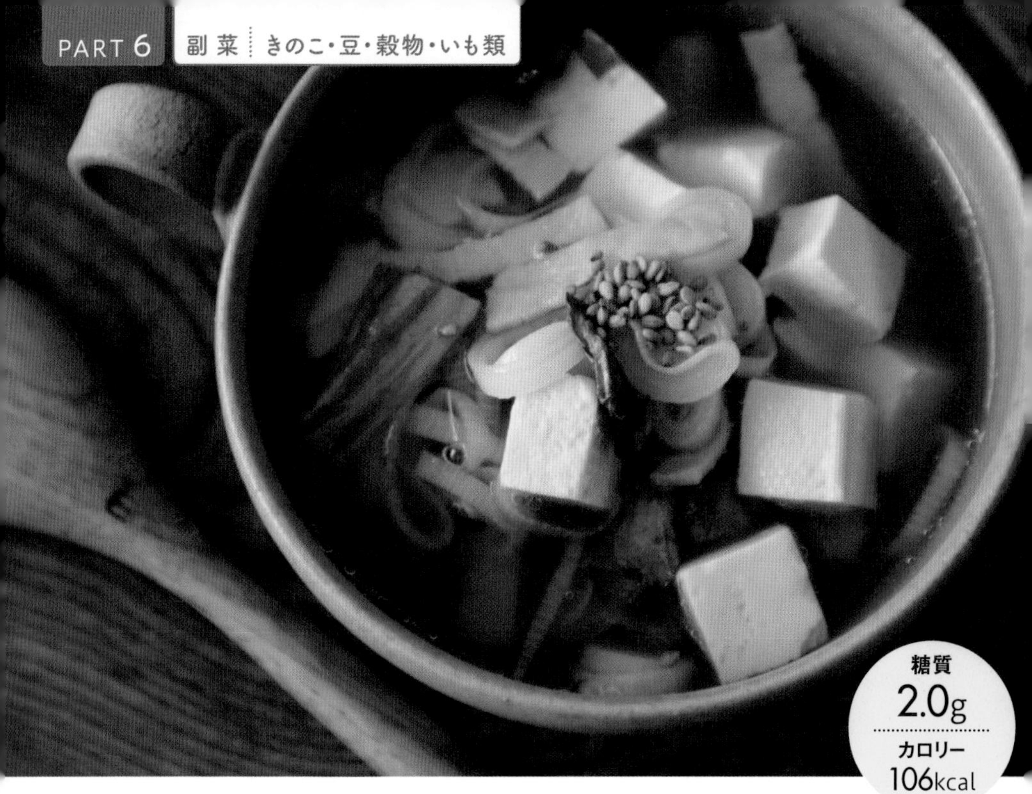

糖質
2.0g
カロリー
106kcal

使い勝手のよいサンチュを、スープでも楽しむ

サンチュと豆腐のスープ

5分以内　50円以内

材料（1人分）

サンチュ …. 3枚（15g）
ベーコン …. 10g
木綿豆腐 …. 40g
長ねぎ …. 5㎝（10g）
お湯
…. 3/4カップ（150ml）
鶏がらスープの素
…. 小さじ1/2（1g）
サラダ油
…. 小さじ1/2（2g）
オイスターソース
…. 小さじ1/2（4g）
粗びき黒こしょう …. 少々
白ごま …. 適量（0.5g）

作り方

1 サンチュは1.5㎝程度の幅に切り、ベーコンは千切りにし、木綿豆腐はさいの目切りに、長ねぎは小口切りにする。

2 ボウルにお湯を入れ、鶏がらスープの素を溶かす。

3 鍋にサラダ油を入れ火にかけ、長ねぎを入れて炒め、サンチュ、ベーコンを入れてさっと炒め、2を加え、木綿豆腐を入れる。

4 沸騰したら、オイスターソース、粗びき黒こしょうを入れて味を調え、器に盛り付け、白ごまを振る。

ワンポイントアドバイス 焼肉を巻いて食べたりするのに使うサンチュですが、サンチュには油と相性がよい成分が含まれていますので、ベーコンとも相性抜群です。コレステロールを抑えてくれる働きがあります。

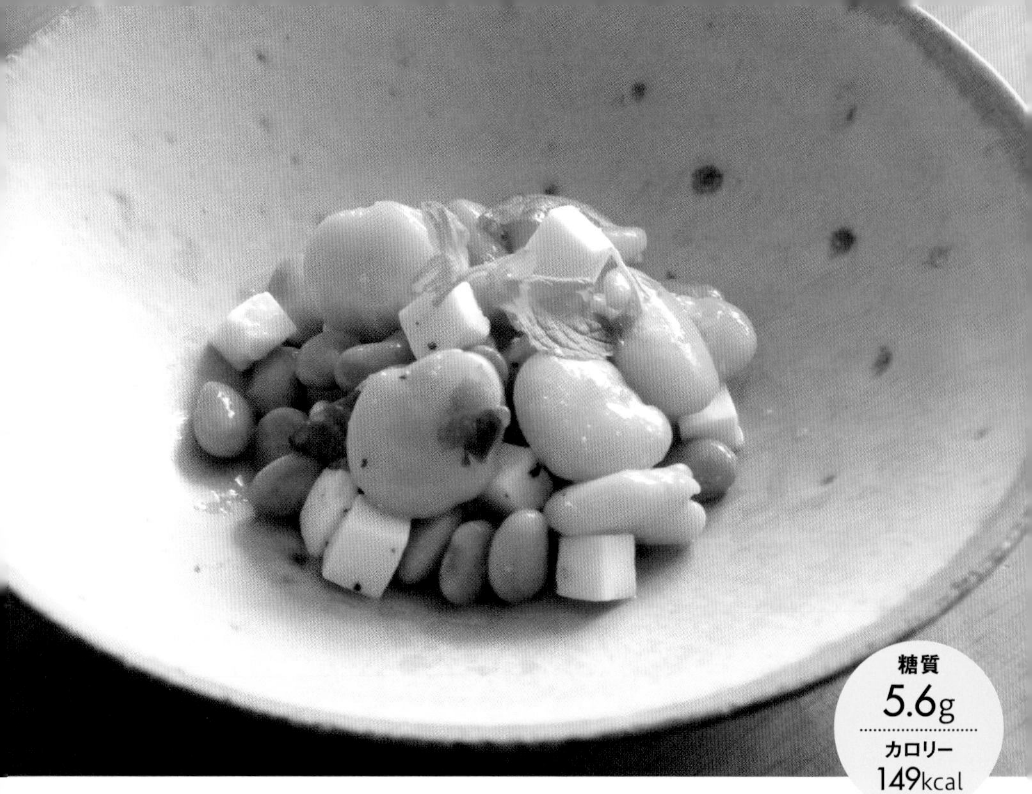

糖質
5.6g
カロリー
149kcal

トマトの相方だけではない! おしゃれなモッツアレラを上手に使いこなそう

お豆とモッツアレラ ミントのサラダ

10分以内　100円以内　冷蔵OK

材料(1人分)

枝豆 …. 20g
そらまめ …. 30g
モッツァレラチーズ …. 15g
ミント …. 少々(1g)
オリーブ油 …. 小さじ1(5g)
レモン汁 …. 小さじ1/2(2g)
塩 …. 少々
こしょう …. 少々

作り方

1 枝豆を沸騰したお湯で茹で、さやから外す。

2 そらまめはさやから外し、沸騰したお湯で茹で、薄皮をむく。

3 モッツァレラチーズは枝豆と同じくらいの大きさにさいの目切りにする。

4 ボウルに1、2、3、ミントを入れ、オリーブ油、レモン汁、塩、こしょうを入れて混ぜ、器に盛りつける。

ワンポイントアドバイス　グリーンで統一された清涼感のあるサラダ。モッツアレラチーズはカルシウムとたんぱく質を多く含んでいますが、カロリーが比較的低いのも嬉しいです。

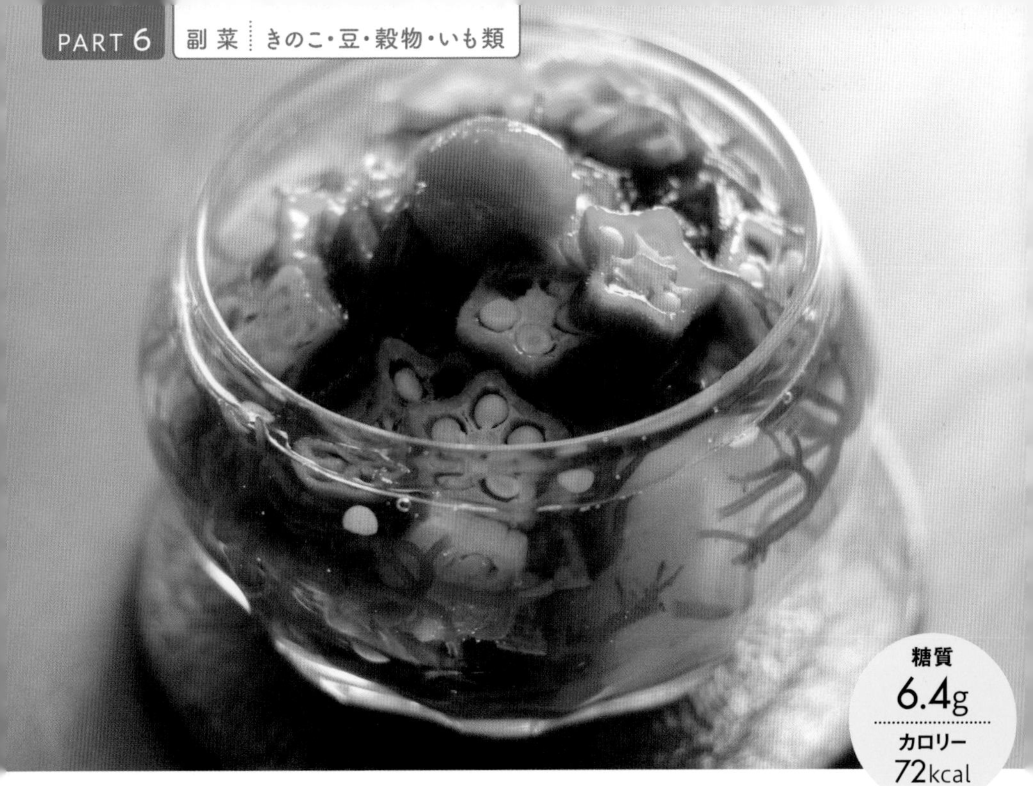

糖質
6.4g
カロリー
72kcal

体にいいねばねばが、さっぱりと味わえる

オクラともずくのねばねばさっぱり豆腐

5分以内 100円以内

材料（1人分）

オクラ …… 1本（9g）
もずく酢 …… 1パック（80g）
絹ごし豆腐 …… 80g
梅肉 …… 小さじ1/2（2g）

作り方

1 オクラはさっと茹でる。
2 1を小口切りにする。
3 もずく酢と2を混ぜる。
4 器に豆腐を盛りつけ、上に3をのせる。
5 4に梅肉をのせる。

ワンポイントアドバイス
オクラのねばねばで代表的な成分は、ガラクタンやアラバン、ペクチンなどの食物繊維。整腸作用が高いので、便秘や下痢を予防してくれます。

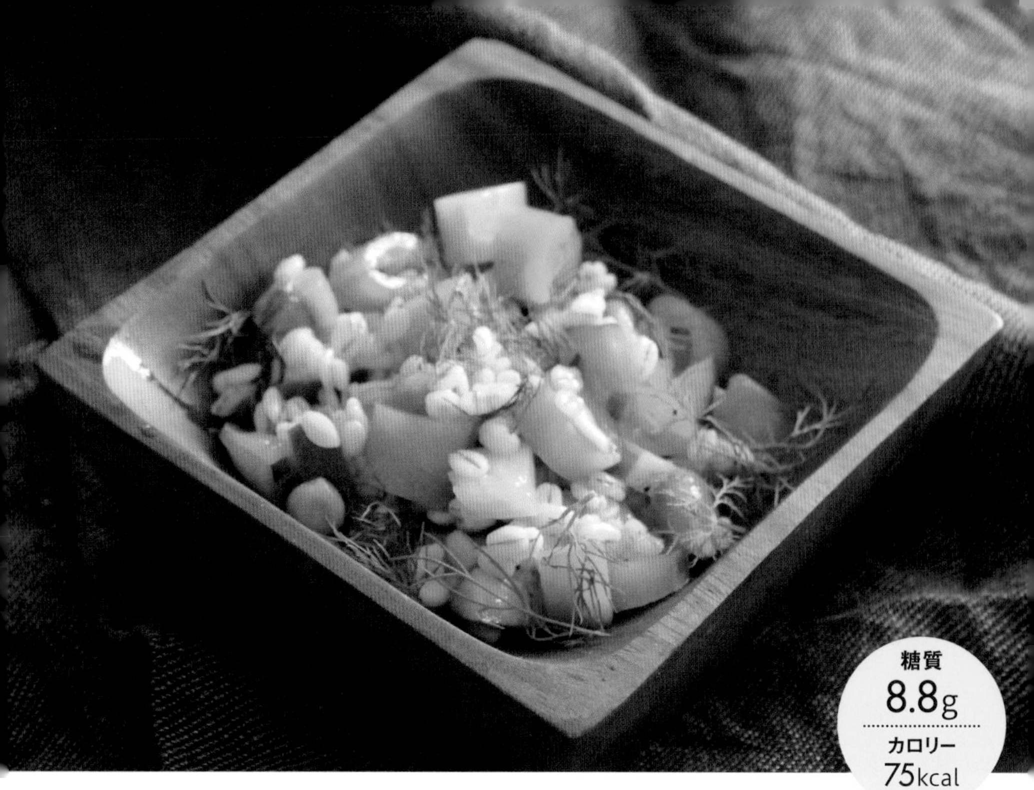

糖質
8.8g
カロリー
75kcal

つぶつぶとした食感で、食べ応え抜群!

押し麦とスナップえんどうのサラダ

5分以内　100円以内　冷蔵OK

※動画では2倍量で調理

材料（1人分）

押し麦 …. 10g
スナップえんどう …. 20g
きゅうり …. 4㎝ (20g)
レモン皮 …. 少々 (1g)
塩 …. 少々
こしょう …. 少々
オリーブ油 …. 小さじ1 (3g)
レモン汁 …. 小さじ1/2 (2g)
ナンプラー …. 小さじ1/2 (2g)
ディル …. 適量 (1g)

作り方

1 押し麦をやわらかく茹で、ザルに上げ、冷やしながら水気を切る。

2 スナップえんどうの筋を取り、さっと茹で、冷水に上げる。

3 スナップえんどうときゅうりをさいの目に切り、レモン皮はみじん切りにする。

4 ボウルで1、3、塩、こしょう、オリーブ油、レモン汁、ナンプラーを混ぜ、器に盛りつけディルを散らす。

ワンポイントアドバイス　押し麦は、他の穀物に比べて水分を吸収しづらく煮えにくい大麦を、加工して食べやすくしたもの。スーパーフードとしても人気があります。食物繊維を多く含んでいるため、ダイエットの大敵である便秘を解消。便が整えば腸内環境が改善するので、免疫力UPや美肌効果も期待できます。

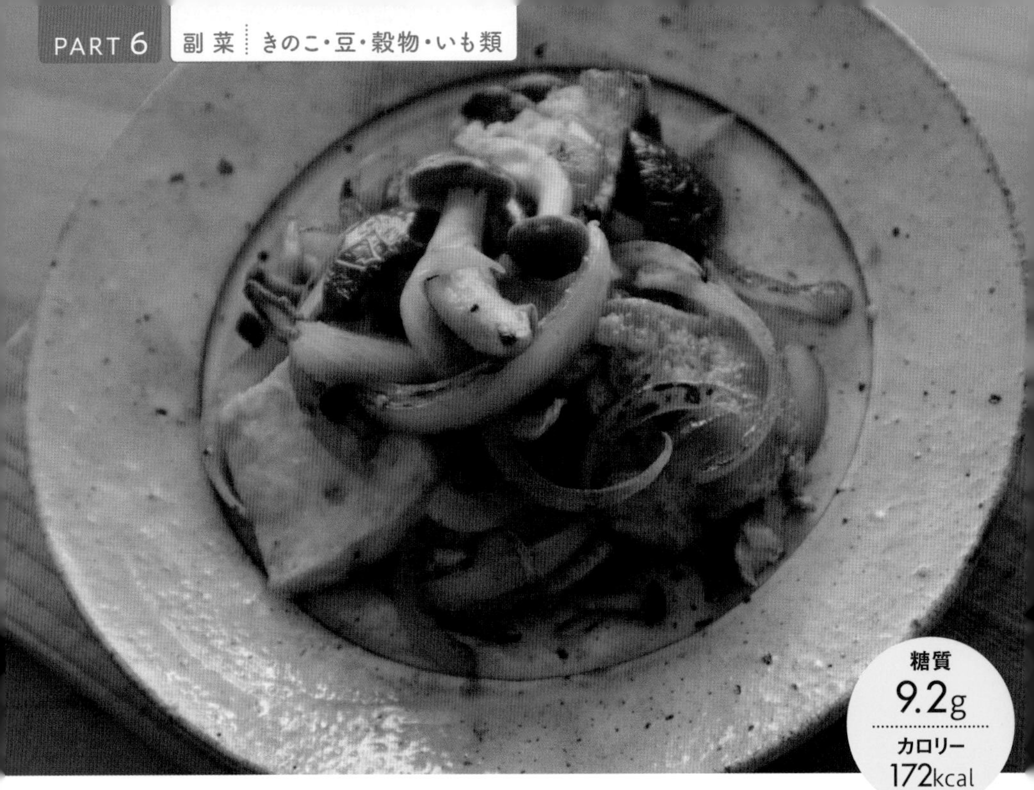

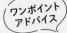

糖質
9.2g
カロリー
172kcal

まるでお肉!?　ヘルシーなのに食べ応え十分

冷凍豆腐のケチャップ炒め

10分以内　50円以内　フライパン

材料（1人分）

冷凍豆腐（木綿）…… 100g
小麦粉 …… 小さじ1（3g）
サラダ油 …… 小さじ1（3g）と小さじ1/2（2g）
玉ねぎ …… 40g
ピーマン …… 1/3個（10g）
しめじ …… 15g
ケチャップ …… 小さじ2（10g）
酢 …… 小さじ1/2（3g）
砂糖 …… 小さじ1/2（1g）
しょうゆ …… 小さじ1/2（1g）
粗びき黒こしょう …… 少々

作り方

1 木綿豆腐は冷凍しておいたものを解凍し、しっかり水気を切り、6等分にして、両面に小麦粉をまぶす。

2 フライパンにサラダ油3gを入れ火にかけ、1を両面焼く。

3 玉ねぎは太めの千切り、ピーマンは小さめの乱切り、しめじは小房に分ける。

4 ボウルにケチャップ、酢、砂糖、しょうゆを入れて混ぜ合わせる。

5 フライパンにサラダ油2gを入れ火にかけ、3を入れて炒め、そこに2を加えさらに4を加え味付けし、粗びき黒こしょうを入れて味を調え、盛り付ける。

ワンポイントアドバイス　豆腐は冷凍すると水分が抜け、肉のような弾力ある食感に変身します。食べやすい大きさに切った豆腐をラップに包んで、冷凍すれば完成！

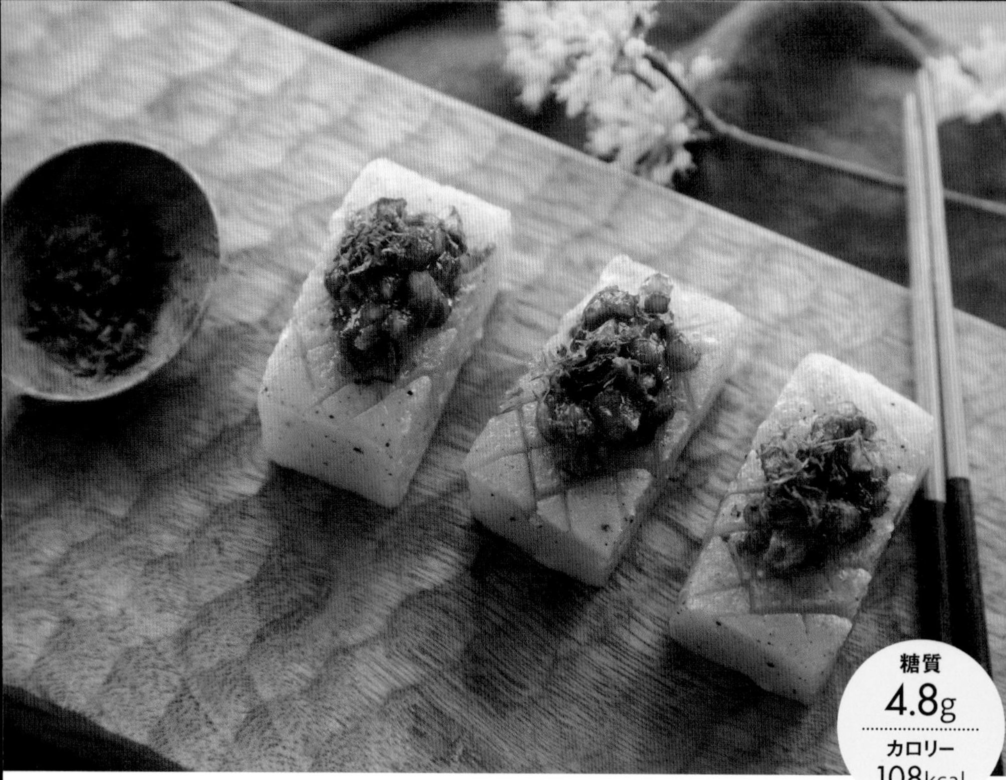

糖質
4.8g
カロリー
108kcal

こんにゃくとくるみって、こんなに相性がよかったんです

こんにゃくくるみみそ田楽

15分以内　50円以内　冷蔵OK

材料（1人分）

こんにゃく …… 90g
ごま油 …… 小さじ1（3g）
A
- 白みそ …… 小さじ1/2（3g）
- テンメンジャン …… 小さじ1/2（3g）
- 酒 …… 小さじ1（6g）
- みりん …… 小さじ1（6g）

くるみ …… 6g
青のり …… 少々

作り方

1 こんにゃくは3等分に切り分け、表面に格子状に切れ目を入れる。こんにゃくを茹で、キッチンペーパーで水気を取り、ごま油を入れたフライパンで焼く。

2 フライパンに合わせておいた**A**を入れ、煮立ったら細かく刻んだくるみを入れて混ぜ合わせる。

3 器に1を盛り付け、2を上に添え、青のりを振りかける。

ワンポイントアドバイス　くるみには、コレステロールや中性脂肪の値を下げる効果があります。サラダに振りかけるのもいいのですが、こんにゃくとも相性がいいんですよね♪

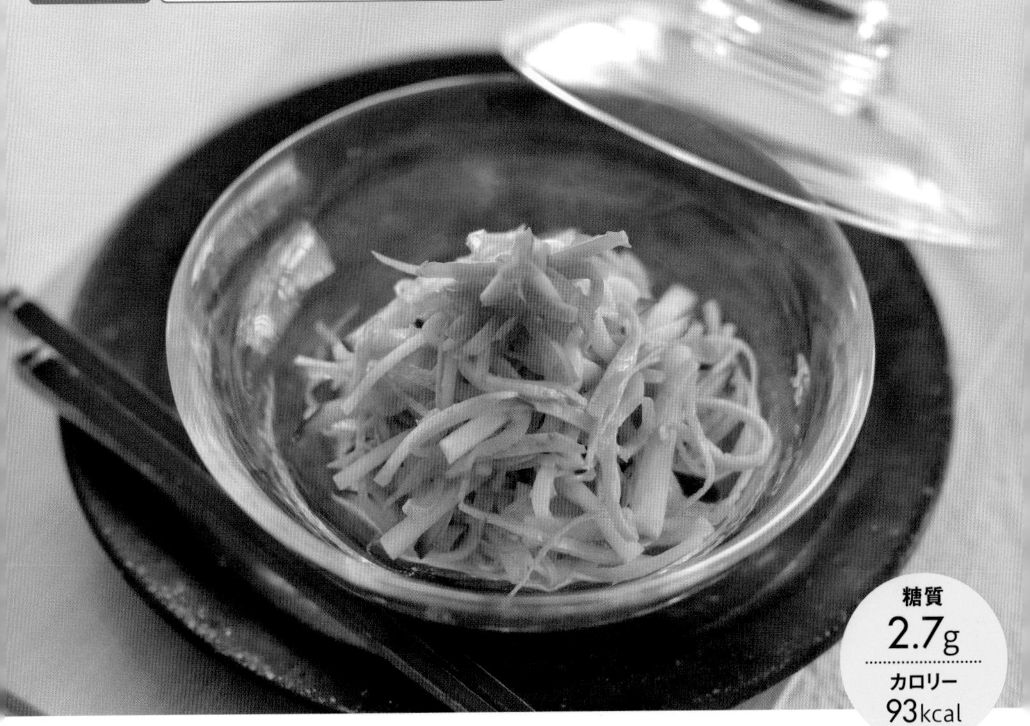

糖質
2.7g
カロリー
93kcal

冷やして美味しくスッキリ！　糖質0麺の可能性が広がる一品

糖質0麺入り中華風サラダ

5分以内　100円以内　フライパン

材料（1人分）

糖質0麺 …. 50g
大根 …. 1㎝（20g）
きゅうり …. 1.5㎝（10g）
サラダ油
…. 小さじ1/2（2g）
卵 …. 1/2個
酢 …. 大さじ1（12g）
しょうゆ
…. 小さじ1/2（4g）
ごま油 …. 小さじ1/2（1g）
砂糖 …. 小さじ1/2（1g）
練りからし …. 適量（1g）
紅しょうが …. 5g

作り方

1 糖質0麺は水気をしっかり切り、大根、きゅうりは千切りにする。

2 フライパンにサラダ油を入れ火にかけ、溶き卵を入れ薄焼き卵にし、錦糸卵を作る。

3 ボウルに酢、しょうゆ、ごま油、砂糖、練りからしを入れて混ぜ合わせ、1、2も加えさらに混ぜ合わせ、器に盛りつけ、紅しょうがをのせる。

ワンポイントアドバイス

糖質0麺は、糖質オフの強い味方！ただし、マンネリ化しないように色々な味に挑戦しましょう。ごま油と練りからしを利かせて、香りも楽しみたいです。暑い夏にもお勧めです。

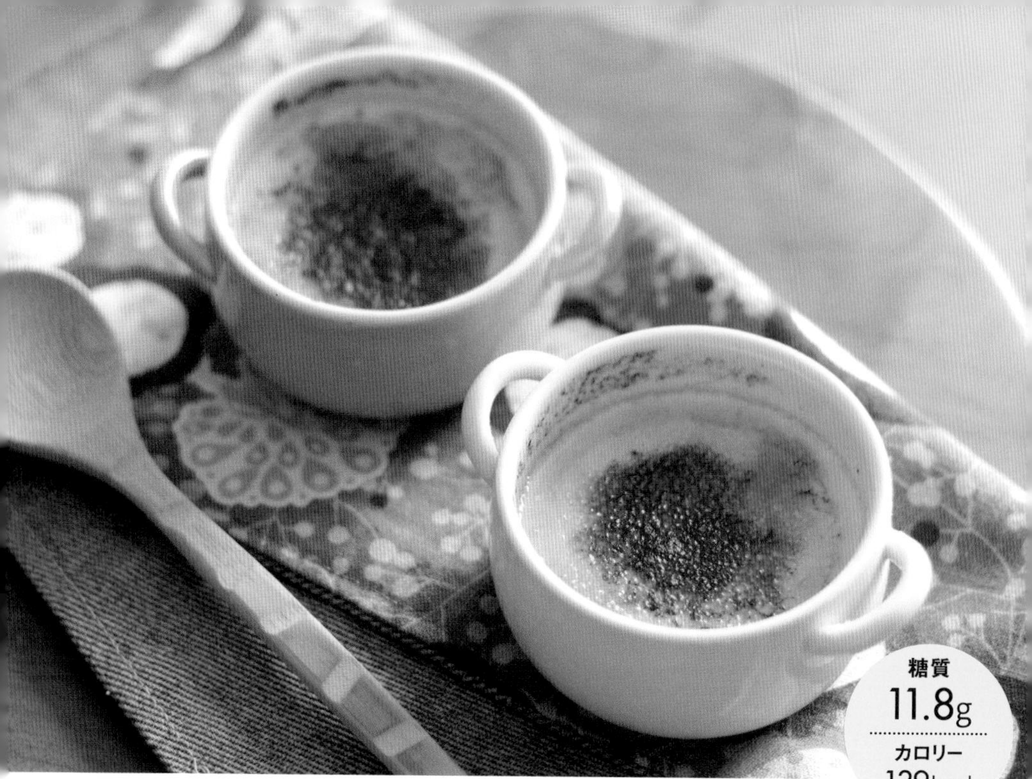

糖質
11.8g
カロリー
139kcal

外食時のフレンチを自宅で手軽に楽しむ

とうもろこしのクレームブリュレ

100円以内　冷蔵OK

※動画では3倍量で調理。完成写真は2人前

材料（1人分）

とうもろこしの実 …. 23g
牛乳 …. 1/4カップ（50ml）
塩 …. 少々
卵黄 …. 1/2個（10g）
グラニュー糖 …. 小さじ1（3g）
生クリーム …. 小さじ1（5ml）
カソナード …. 小さじ1/2（1g）

作り方

1 とうもろこしの実を牛乳で煮て塩を振り、冷水に当て粗熱を取り、ミキサーにかけてうらごしする。

2 卵黄にグラニュー糖をすり合わせ、1、生クリームを合わせ、一度うらごしして耐熱容器に入れる。

3 アルミホイルで包み150℃のオーブンで30分程湯せん焼きする。

4 カソナードを振り、バーナーであぶる。

ワンポイントアドバイス　とうもろこしは夏が旬の野菜で、6～9月中旬、夏から初秋にかけて収穫されます。クレームブリュレとはフランス語で「焦がしたクリーム」という意味です。

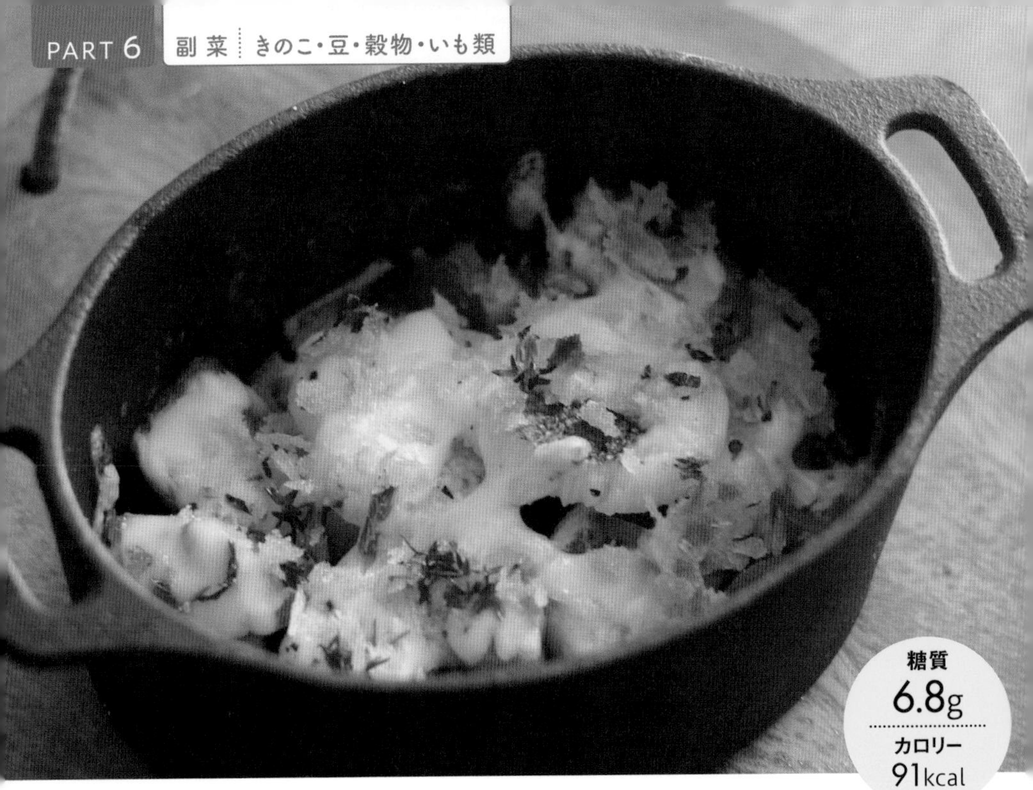

糖質
6.8g
カロリー
91kcal

タイムの使い方が決め手♬　いつもの長いもがおしゃれな一品に

長いもの香草パン粉焼き

15分以内　50円以内

材料（1人分）

長いも …… 60g
ミニトマト …… 2個（20g）
パン粉 …… 適量（0.5g）
タイム …… 適量
イタリアンパセリ …… 適量
オリーブ油
…… 小さじ1/2（1g）
塩 …… 少々
こしょう …… 少々
シュレットチーズ
…… 10g

作り方

1 長いもは皮をむき、厚さ1㎝程にスライスしてフライパンで両面焼く。ミニトマトは小さめに切る。

2 ココットに1を並べる。パン粉にタイム、イタリアンパセリ、オリーブ油を混ぜる。

3 塩、こしょう、シュレットチーズ、香草パン粉を振り、200℃のオーブンで10分程焼く。

ワンポイントアドバイス タイムは手でこするとスッとする独特な香りを持ち、料理の香りづけやハーブティー、精油（エッセンシャルオイル）などに活用される人気の高いハーブです。タイムの茎や葉に含まれているチモールという成分は、ハーブの中でも強い殺菌作用と抗菌作用があります。お料理のアクセントにもなるので、他の料理でも使ってみてください。

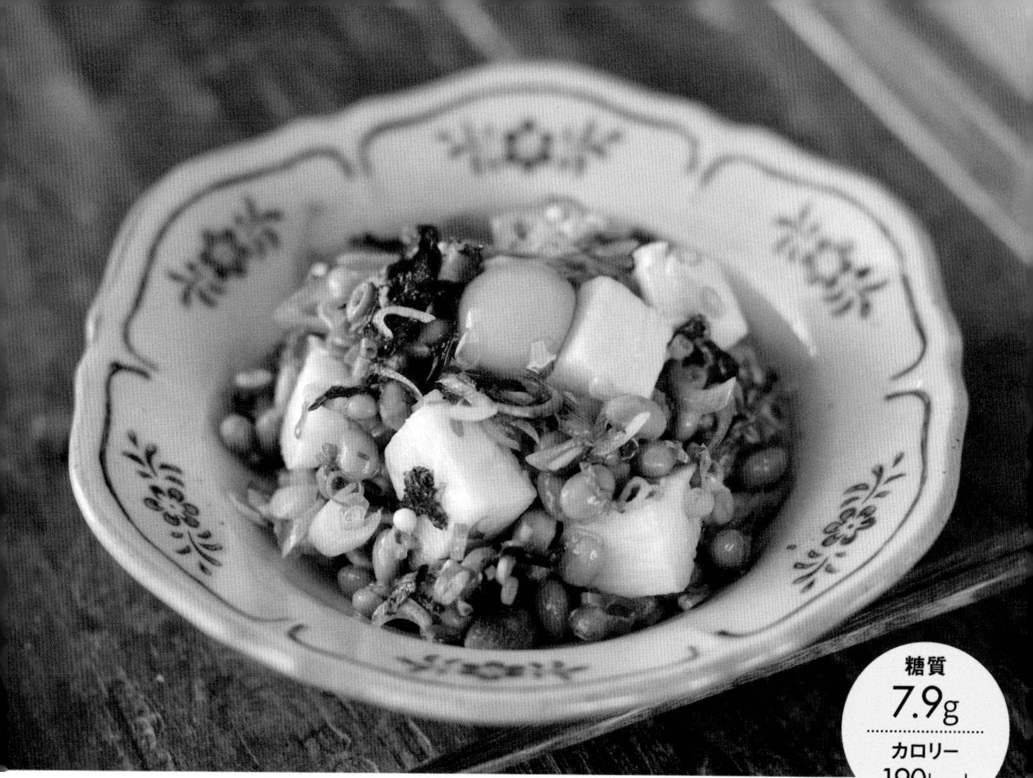

糖質
7.9g
カロリー
190kcal

胃が疲れている時にもお勧め。消化を助けて免疫力アップ

香味野菜のねばねばサラダ

5分以内 200円以内 冷蔵OK

材料（1人分）

みょうが …. 1本（15g）
大葉 …. 2枚（1g）
小ねぎ …. 1本（7g）
長いも …. 30g
オクラ …. 30g
納豆 …. 1パック（50g）
ポン酢しょうゆ
…. 小さじ1（5g）
ごま油 …. 小さじ1（4g）
のり …. 適量（0.5g）
うずらの卵 …. 1個（9g）

作り方

1 みょうがは縦に半分に切り、さらに薄切りにし、大葉は千切り、小ねぎは小口切り、長いもはめん棒でたたき一口大にする。

2 オクラはさっと茹で、斜めに2〜3等分に切る。

3 1、2と納豆、ポン酢しょうゆ、ごま油、食べやすくちぎったのりをさっと混ぜ合わせ、器に盛り付け、真ん中をくぼませて、うずらの卵を落とす。

ワンポイントアドバイス　オクラや長いものねばねばは、水溶性食物繊維のペクチンやムチンでできています。栄養の消化吸収を助けてくれたり、腸内環境を整えたりして免疫力アップにつながる強い味方です。

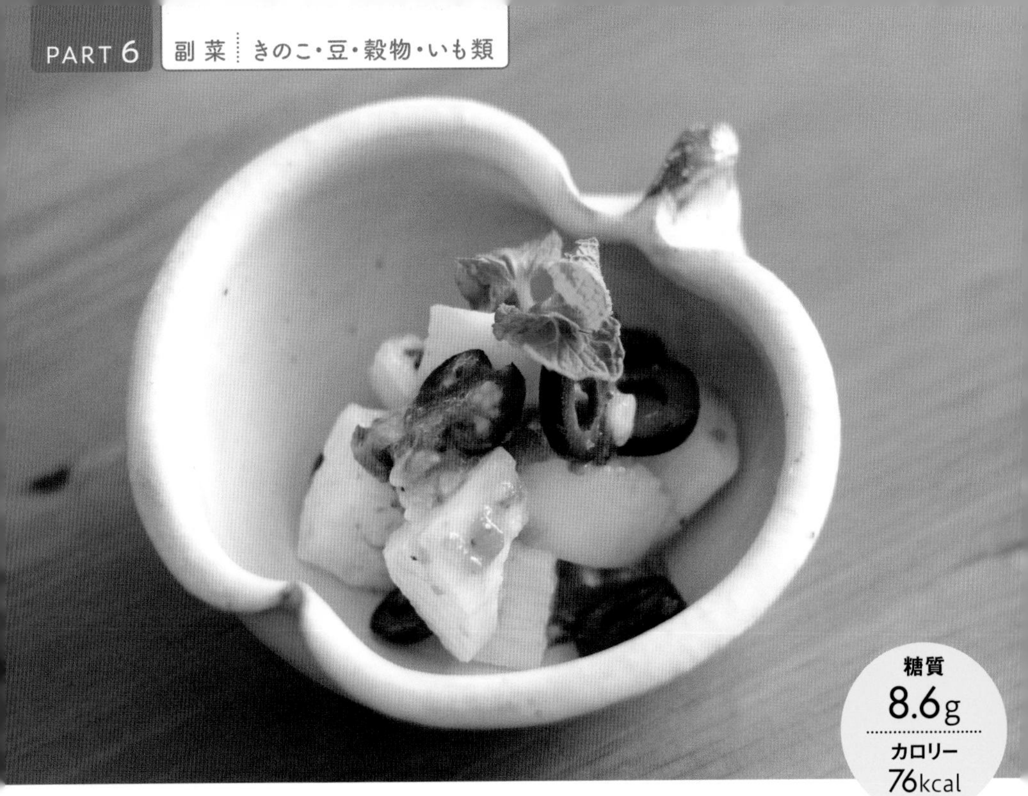

糖質
8.6g
カロリー
76kcal

長いもを地中海の雰囲気で味わう

たたき長いもとオリーブの梅肉 ドライトマト和え

5分以内 50円以内 冷蔵OK

材料（1人分）

長いも …… 30g
ブラックオリーブ …… 3g
ドライトマト …… 5g
梅肉 …… 小さじ1（5g）
オリーブ油
…… 小さじ1（3g）
こしょう …… 少々
ミント …… 少々

作り方

1 長いもは皮をむき大きめに切り、めん棒でたたく。オリーブはスライスする。

2 ドライトマトと梅肉は包丁でよくたたきペースト状にし、オリーブ油とこしょうを混ぜソースを作る。

3 1を2で和え、器に盛りつけミントを添える。

ワンポイントアドバイス 地中海地方ではおなじみのオリーブですが、長いもとの相性もいいんですよ！　長いもは良質なたんぱく質やビタミンB群、ビタミンCなども含まれています。

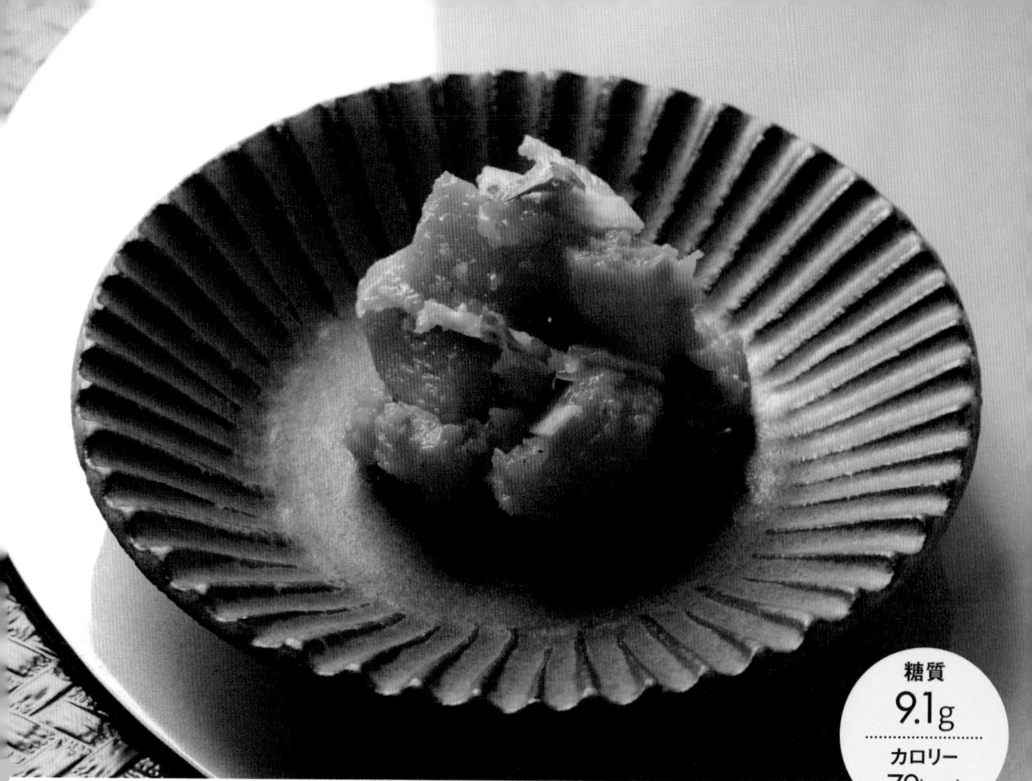

糖質
9.1g
カロリー
79kcal

デトックスが期待できるデパ地下総菜を彷彿とさせるサラダ

かぼちゃのホットサラダ

15分以内　50円以内　冷蔵OK

材料（1人分）

かぼちゃ …. 50g
レモン …. 4g
イタリアンパセリ …. 適量（1g）
オリーブ油 …. 小さじ1（3g）
塩 …. 少々
こしょう …. 少々
カレー粉 …. 少々（0.5g）

ワンポイントアドバイス 緑黄色野菜の王様ともいわれているかぼちゃ。作り置きに適しているので、おやつ代わりにも最適です。脂質や糖、ナトリウムなどと吸着して、これらを体の外に排出してくれる働きもあります。

作り方

1. かぼちゃは皮をところどころそぎ切り、食べやすい大きさに切る。
2. かぼちゃを熱湯で茹で、竹串が通ったら鍋の水を捨て、から煎りをし水分を飛ばす。
3. レモンを薄くスライスし、小さないちょう切りにする。
4. イタリアンパセリはみじん切りにする。
5. ボウルに2、3、4、オリーブ油、塩、こしょう、カレー粉を入れて和え、器に盛りつける。

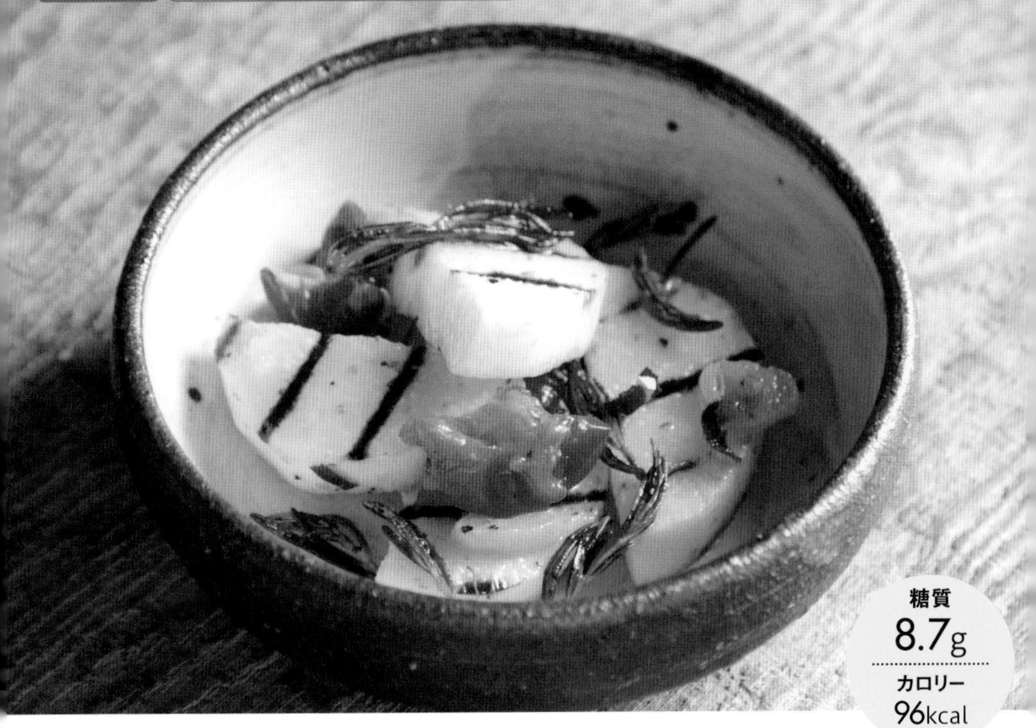

糖質
8.7g
カロリー
96kcal

ただのマリネと侮るなかれ。見た目も味もワンランク上です

長いものマリネ

5分以内 50円以内 冷蔵OK

材料（1人分）

長いも …. 35g
オリーブ油 …. 小さじ1（5g）
ローズマリー …. 適量（1g）
にんにく …. 1/4片（2g）
タカノツメ …. 少々（0.1g）
ドライトマト …. 8g
塩 …. 少々
こしょう …. 少々

作り方

1 長いもは皮をむき、グリルパンで香ばしく焼く。

2 鍋にオリーブ油を入れて弱火でローズマリー、にんにく、タカノツメを炒め、香りを移す。

3 ボウルに1、2、ドライトマト、塩、こしょうを入れて和え、器に盛りつける。

ワンポイントアドバイス 長いもをグリルパンで焼くことで、ホクッとした食感が生まれます。ドライトマトを加えることで、うまみもアップ！　ローズマリーとにんにくが食欲をそそります。

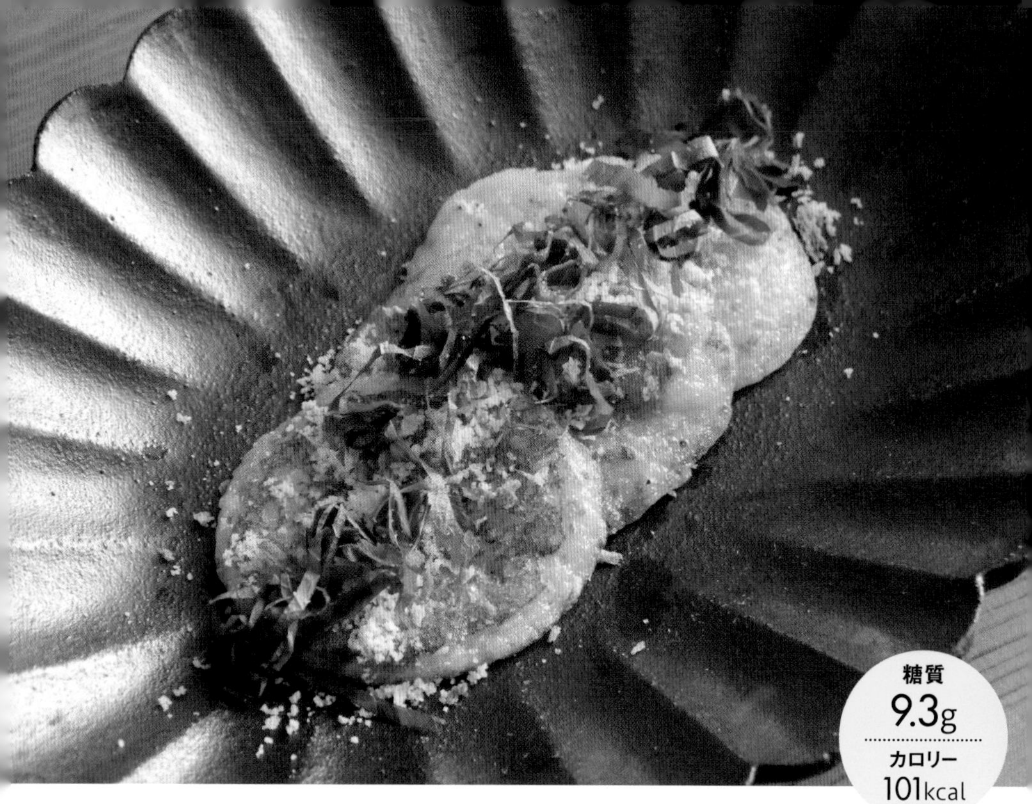

糖質
9.3g
カロリー
101kcal

ふわっとろ～食感にハマること請け合い。簡単おつまみにも最適

焼きとろろのパルメザン風味

10分以内　50円以内

材料（1人分）

長いも …. 50g
塩 …. 少々
こしょう …. 少々
片栗粉 …. 小さじ1（3g）
オリーブ油 …. 小さじ1（5g）
パン粉 …. 適量（0.5g）
大葉 …. 4枚（2g）
パルメザンチーズ
…. 小さじ1（2g）

作り方

1 長いもは皮をむき、おろし金ですりおろす。
2 ボウルに1、塩、こしょう、片栗粉を入れよく混ぜる。
3 フライパンにオリーブ油をひき、中火で長いもを焼く。
4 パン粉を200℃のオーブンで色づける。
5 器に3を盛りつけ、4、きざんだ大葉、パルメザンチーズを散らす。

ワンポイントアドバイス　普通のとろろとは一味違った味と食感が楽しめます。軽い食感で、最後までお箸が進みます。お酒のおつまみにも、食卓のおかずにもお勧め。火加減は中火で優しく焼き上げるのがコツです。

PART

7

デザート

糖質が多い米や麦は、糖質オフをしていても
主食として自然に摂っているケースが多いですが、
デザートは自分へのご褒美として捉える人も多く、
糖質オフを始めると真っ先に縁を切ってしまいがち。
でも、デザートのない生活って、あまりにも味気なさすぎませんか？
もちろんデザートだったら何を食べてもいいわけではありませんが、
レシピを吟味することで糖質控えめにできるんです。
本PARTに一度目を通すことで、そのことが実感できると思います。

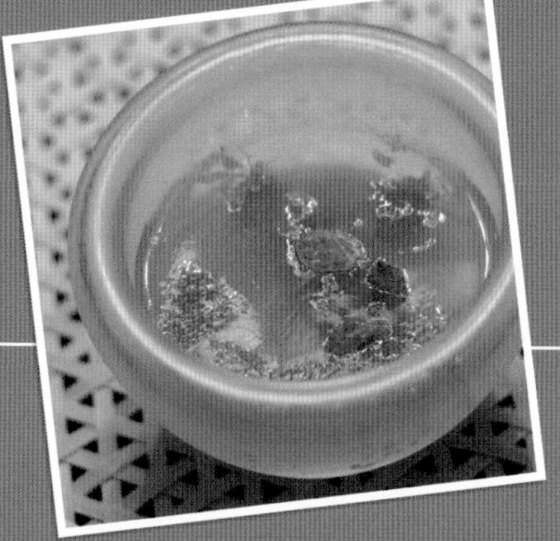

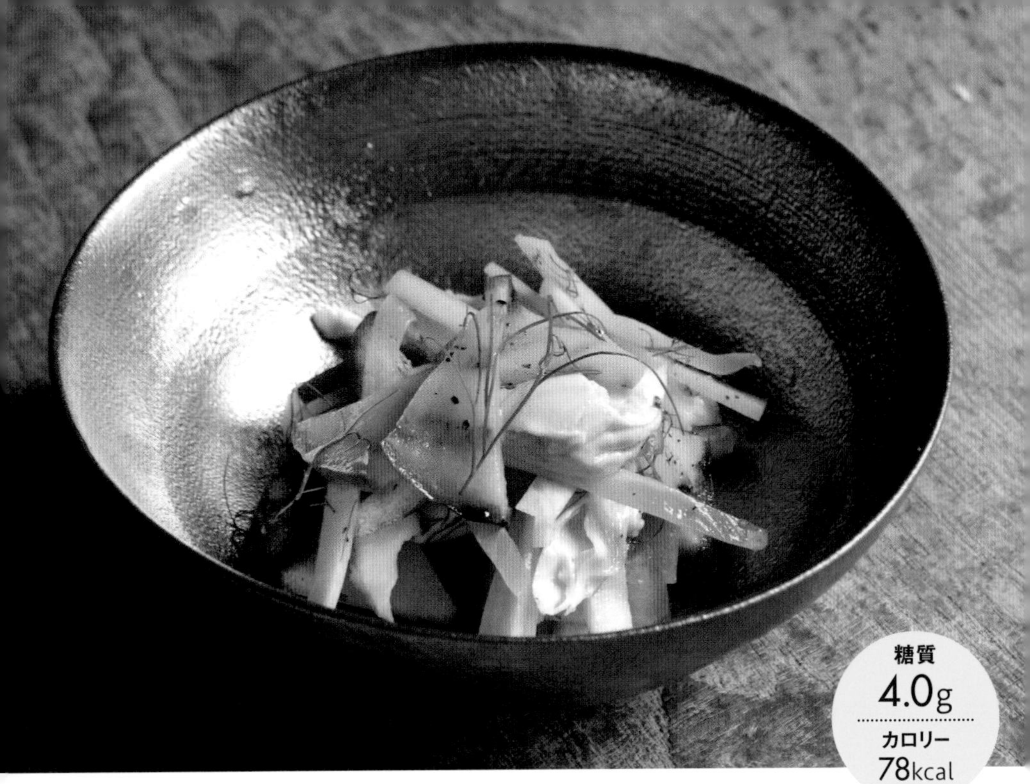

糖質
4.0g
カロリー
78kcal

焼くことで生まれるりんごの風味と健康効果に注目

チキンと焼きりんご

10分以内 100円以内 冷蔵OK

材料（1人分）

ささみ …… 30g
りんご …… 25g
チコリ …… 適量（5g）
ディル …… 適量（1g）
オリーブ油 …… 小さじ1（3g）
塩 …… 少々
こしょう …… 少々
レモン汁 …… 小さじ1/2（2g）

作り方

1 ささみは筋を取り、お湯で茹で、ほぐす。

2 りんごを0.5㎝の厚さにスライスし、グリルパンでさっと焼く。

3 チコリはスティック状に切り、ディルは小さめにちぎる。

4 ボウルに1、2、3、オリーブ油、塩、こしょう、レモン汁を入れて和え、器に盛りつける。

ワンポイントアドバイス　りんごに含まれるポリフェノールには、摂取した脂質が消化管において吸収されにくくする作用が認められていて、脂肪分解促進の作用もあります。りんごはまさに、ダイエットの王様といえるフルーツ。

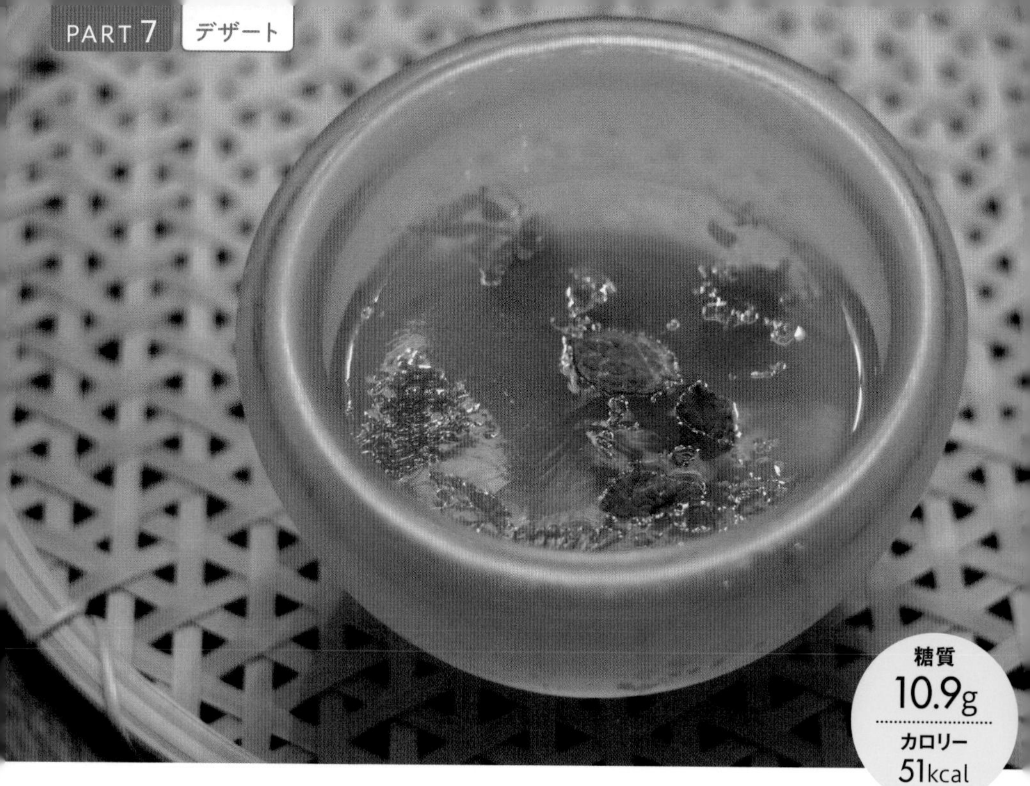

糖質
10.9g
カロリー
51kcal

爽快感あふれる味と香りを楽しもう

オレンジとグレープフルーツのカラフルゼリー

100円以内 冷蔵OK

材料（2人分）

オレンジ …. 45g
グレープフルーツ（ルビー）
…. 45g
ぬるま湯 …. 大さじ1（20ml）
粉ゼラチン
…. 小さじ1/2（1.5g）
砂糖 …. 小さじ1（2g）
ミント …. 適量

作り方

1 オレンジ、グレープフルーツともに、3分の2を搾り、3分の1は身を外す。

2 ぬるま湯で粉ゼラチンを溶かす。

3 2に1と砂糖を入れて混ぜる。

4 器に3を入れて冷蔵庫で固め、ミントを飾り完成。

ワンポイントアドバイス グレープフルーツは、ダイエット効果の高い香り成分のリモネンが入っています。日々の生活の中で、香りはとても大事ですよね！　リラックス効果も期待できます。

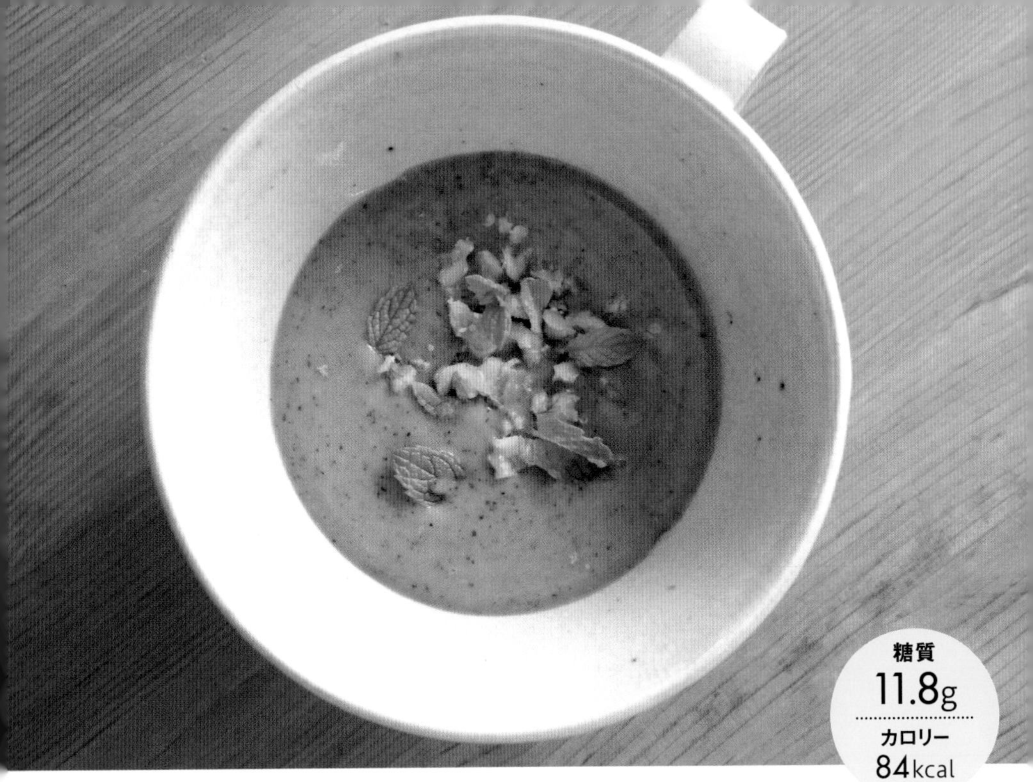

糖質
11.8g
カロリー
84kcal

朝の一皿としても最適な色鮮やかなスープ

さつまいもとブルーベリーの冷製スープ

5分以内　50円以内　冷蔵OK

※動画では3倍量で調理

材料（1人分）

さつまいも …… 30g
ブルーベリー（冷凍）…… 15g
水 …… 大さじ2（25ml）
ヨーグルト
…… 大さじ2（25g）
塩 …… 少々
くるみ …… 3g
ミント …… 適量（0.5g）

作り方

1 さつまいもは皮をむき、小さめに切り、水にさらしてアクを抜く。

2 さつまいもを水から茹で、竹串が通ったら、ザルに上げ、水気を切る。

3 ミキサーに2、ブルーベリー、水、ヨーグルトを入れ撹拌する。

4 こし器で1度こし、塩で味を調え、器に盛り付け、くるみ、ミントを添える。

ワンポイントアドバイス　ヨーグルトには、免疫のバランスを整える乳酸菌が含まれていて、腸内環境を整えてくれます。肌を強く保つ要素もバランスよく含まれています。

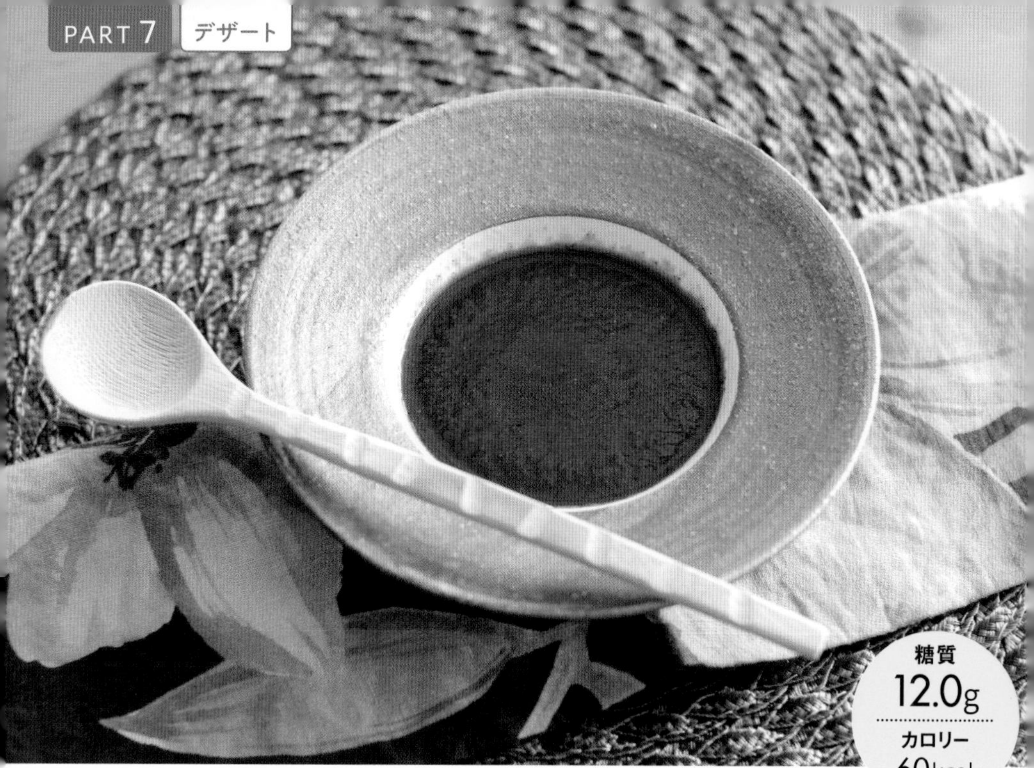

糖質
12.0g
カロリー
60kcal

爽やかなトレビスを使ったレシピ

トレビス・紫キャベツ・ブルーベリーのスムージー

5分以内　100円以内　冷蔵OK　ボウル

材料（1人分）

トレビス …… 5g
りんご …… 40g
紫キャベツ …… 10g
ブルーベリー（冷凍） …… 35g
水 …… 1/4カップ（55ml）
はちみつ …… 小さじ1（5g）

作り方

1 トレビス、りんご、紫キャベツは小さめに切る。

2 ミキサーに1、ブルーベリー、水、はちみつを入れ、滑らかになるまで撹拌する。

3 器に盛りつける。

ワンポイントアドバイス　トレビスの赤紫の色の正体は、抗酸化作用が自慢のポリフェノールの一種“アントシアニン”。眼精疲労の回復、高血圧・心筋梗塞・脳梗塞・動脈硬化などの予防に効能が期待されています。

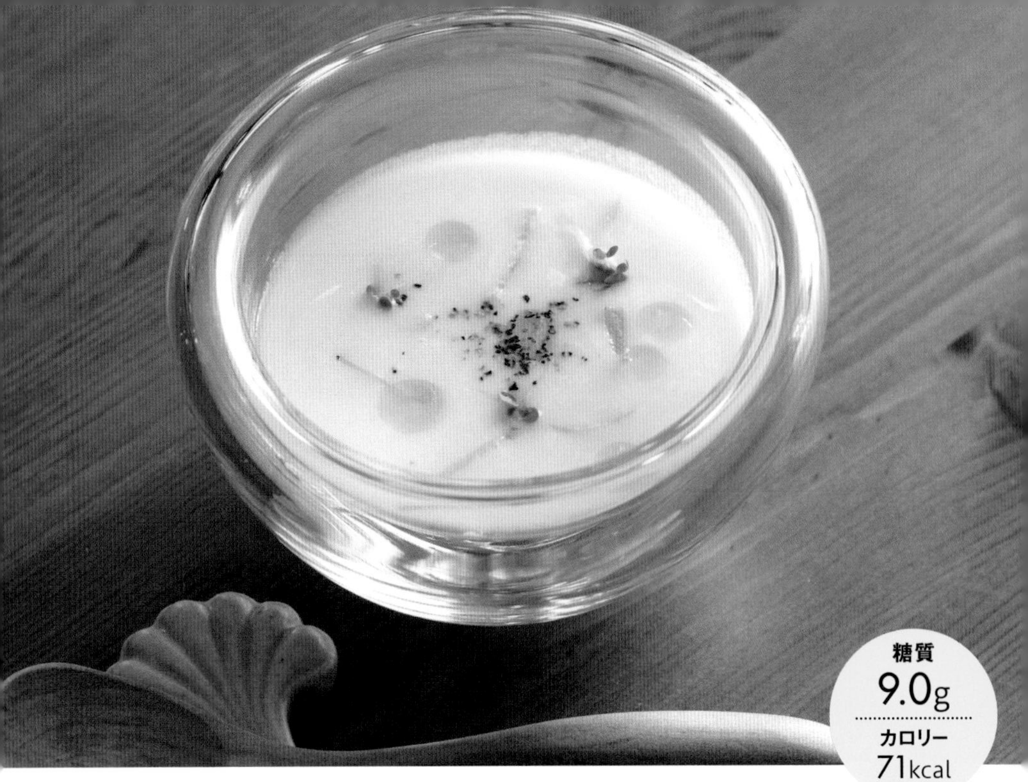

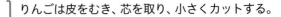

糖質
9.0g
カロリー
71kcal

フルーティな香りとほんのりとした甘さが斬新

りんごのポタージュ

10分以内 50円以内

材料（1人分）

りんご …. 55g
水 …. 3/4カップ（170ml）
レモン汁
…. 小さじ1/2（2g）
塩 …. 小さじ1/4（1g）
牛乳 …. 大さじ1（15ml）
生クリーム
…. 小さじ1（5ml）
レモン皮 …. 適量（1g）
ブロッコリースプラウト
…. 適量（1g）
オリーブ油
…. 小さじ1/2（1g）
こしょう …. 少々

作り方

1 りんごは皮をむき、芯を取り、小さくカットする。

2 鍋にりんごと水を入れて火にかけ、沸騰したらレモン汁を加え、りんごがやわらかくなるまで煮る。塩を入れ味をつけ、火を止めて、粗熱を取る。

3 ミキサーにかけてうらごしし、牛乳、生クリームを加える。

4 器に盛り付け、レモン皮、ブロッコリースプラウト、オリーブ油、こしょうを散らす。

ワンポイントアドバイス りんごは食物繊維と天然の整腸剤といわれるペクチンが豊富。しかもペクチンは、りんごを加熱することで増加するという研究結果もあるほど。下痢にも便秘にもよく効く優れものといわれています。

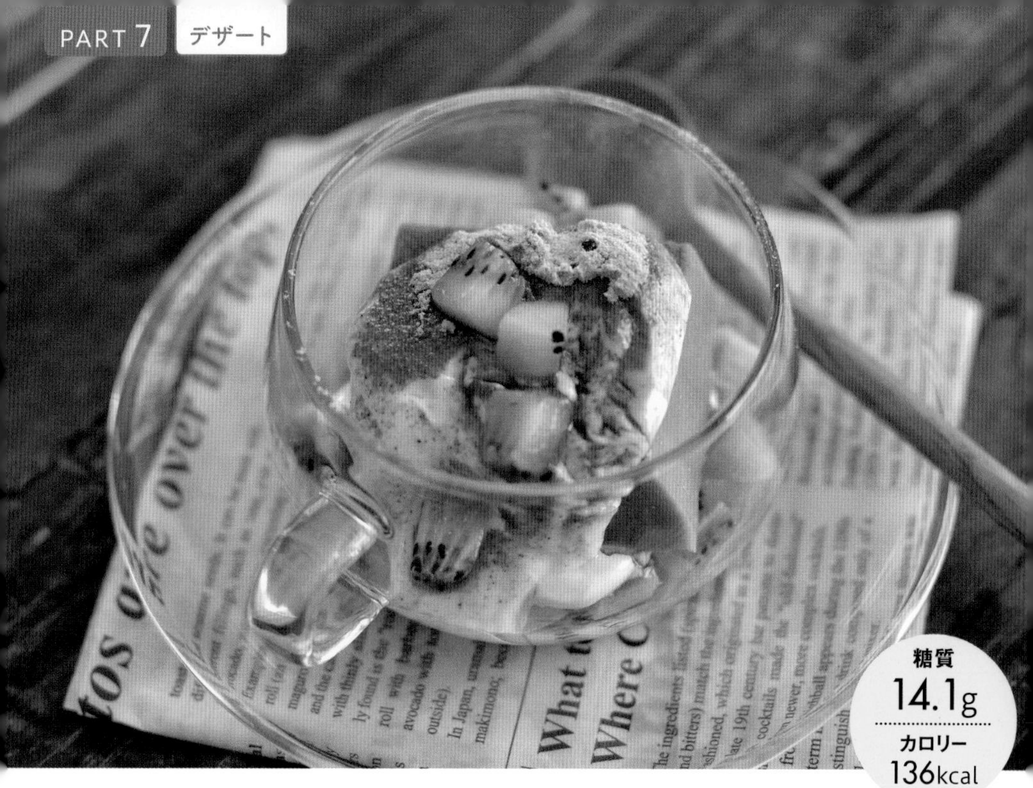

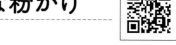

糖質
14.1g
カロリー
136kcal

栄養満点のごま豆腐をさらに美味しく食べる新提案

ヨーグルトとごま豆腐のきな粉かけ

5分以内 50円以内

材料（1人分）

キウイ …… 50g
ギリシャヨーグルト（無糖）
…… 1/4カップ（50g）
ごま豆腐 …… 60g
きな粉 …… 適量（1g）
黒蜜 …… 小さじ1/2（3g）

作り方

1 キウイは角切りにし、飾り用に少量残しておき、ギリシャヨーグルトは半分に分ける。

2 器にキウイ、ギリシャヨーグルト、ごま豆腐、ギリシャヨーグルトの順に盛り付け、きな粉を振りかけ、飾り用のキウイを盛りつけ、黒蜜をかける。

ワンポイントアドバイス ごま豆腐は、必須アミノ酸や必須脂肪酸、カルシウム、マグネシム、鉄、亜鉛、ビタミン類が豊富。他にも、ごまに含まれるゴマリグナンという成分が強い抗酸化作用を持っていることがわかっています。悪玉コレステロールの増加を抑制したり、肝臓の働きを活性化させたりする作用があると言われており、生活習慣病予防に役立ちます。

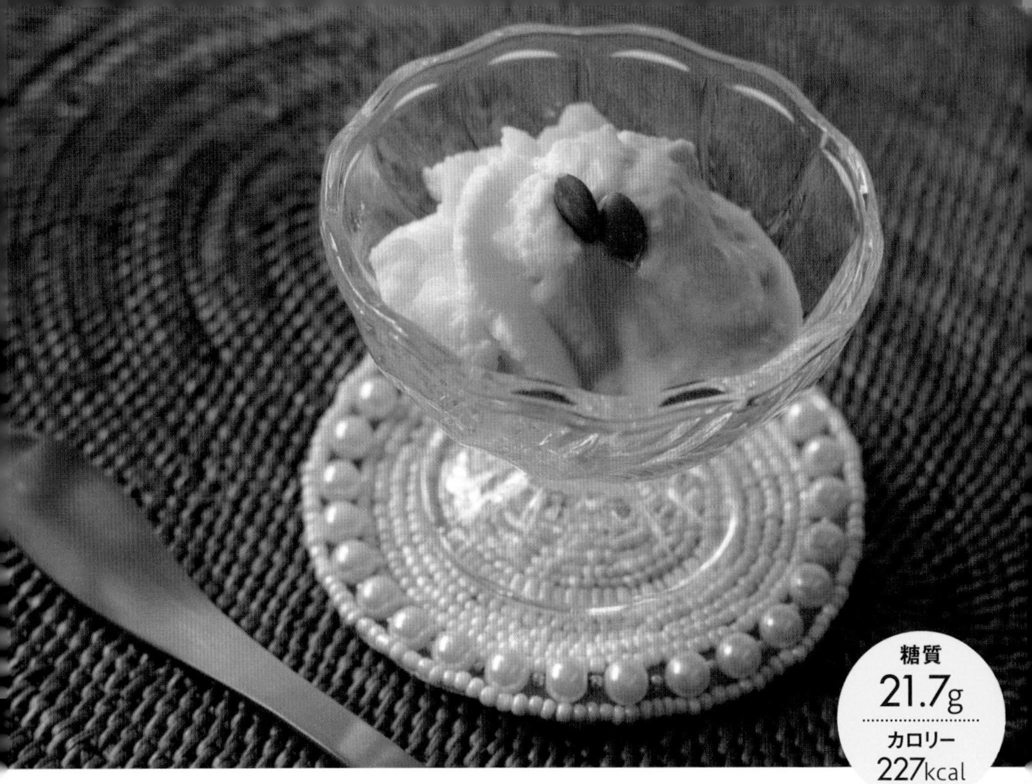

糖質
21.7g
カロリー
227kcal

マシュマロを使って簡単デザート♪

マシュマロのムース かぼちゃソース添え

50円以内　冷蔵OK　レンジ

材料（1人分）

マシュマロ …… 20g
豆乳（無調整）
…… 小さじ2（10ml）
かぼちゃ（冷凍・皮なし）
…… 15g
生クリーム
…… 大さじ2（30ml）
砂糖 …… 小さじ1（2g）
かぼちゃの種 …… 1g

作り方

1 耐熱容器にマシュマロ、豆乳を入れてさっと混ぜる。
2 1を電子レンジにかけ、マシュマロが溶けたら取り出し、泡だて器で混ぜる（500Wで30秒が目安）。
3 2の粗熱が取れたら冷蔵庫に入れ、冷やして固める。
4 かぼちゃは耐熱容器に入れて電子レンジにかけ、つぶしておく。
5 ボウルに生クリーム、砂糖、4を入れ、混ぜ合わせる。
6 器に3をスプーンですくって盛り付け、5を添え、かぼちゃの種を飾る。

ワンポイントアドバイス　マシュマロに含まれるゼラチンはたんぱく質からできています。たんぱく質は分解されて吸収され、体内でコラーゲンやそのほかの組織の成分に再構築されます。

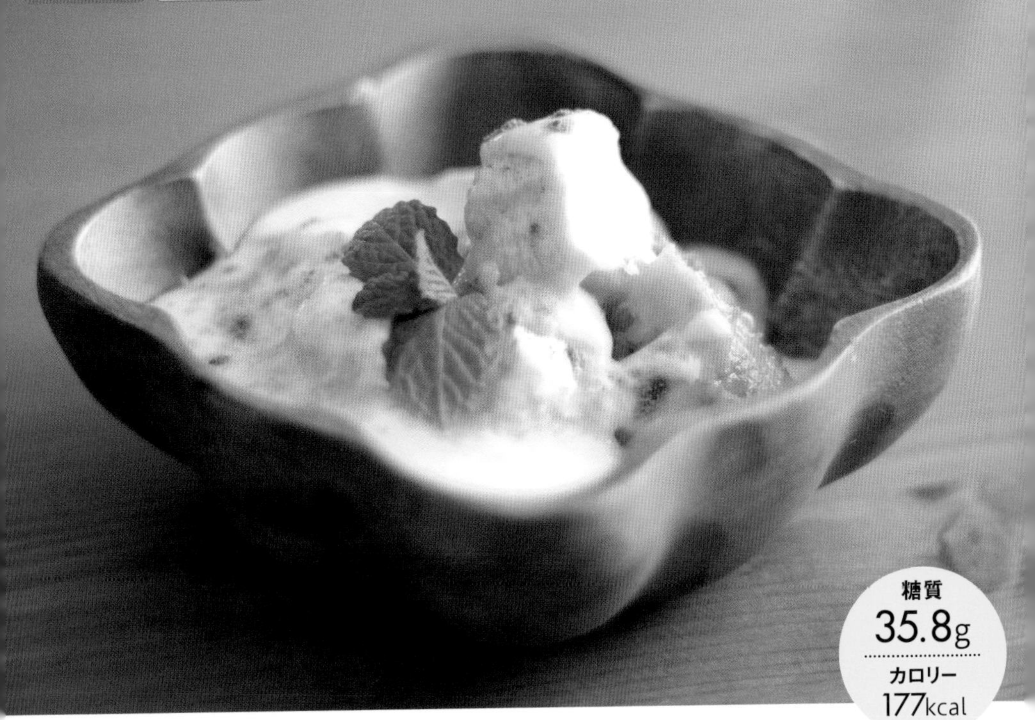

糖質
35.8g
カロリー
177kcal

焼きバナナで甘みをぐっとアップ!

レモンバナナヨーグルト

10分以内 50円以内

材料（1人分）

バナナ …… 1本（140g）
はちみつ
…… 小さじ1/2（2g）
ヨーグルト
…… 1/2カップ（80g）
レモン汁
…… 小さじ1/2（2.5g）
シナモン …… 適量
ミント …… 適量（飾り）

作り方

1 バナナを皮ごとオーブンで焼く。

2 はちみつ、ヨーグルト、レモン汁を混ぜ合わせる。

3 バナナの皮をむき、器に盛りつけ、2をかけ、シナモンを振りかけ、ミントを飾る。

ワンポイントアドバイス バナナは日常生活で不足しがちな栄養を補ってくれるため、健康増進には欠かせない果物。焼くことで甘みがグンと増すので、おやつにもお勧めです。特に朝食で摂ると、一日の良質なエネルギー源となってくれます。アルミホイルの上にバナナをのせてトースターでバナナの皮が黒くなるまで焼き、ひっくり返して反対側も焼くだけと、調理も簡単！

本書掲載レシピの栄養成分一覧①

※すべて1人分で計算

炭水化物(g)	食物繊維総量(g)	カルシウム(mg)	鉄(mg)	ビタミンA(μg)	ビタミンB1(mg)	ビタミンB2(mg)	食塩相当量(g)
29.3	3.7	61	2.2	72	0.19	0.14	1.5
34.4	2.9	58	1.4	160	0.09	0.23	1.8
56.6	4.5	31	1.2	284	0.42	0.27	1.3
61.7	5.9	125	1.9	319	0.09	0.31	1.3
17.3	1.5	17	0.4	24	0.04	0.04	0.6
44.4	2.2	39	0.5	30	0.10	0.08	1.2
34.8	3.1	37	0.6	211	0.09	0.05	1.5
4.3	0.9	26	0.5	30	0.02	0.03	0.9
12.8	8.8	69	0.5	174	0.13	0.14	1.5
30.7	5.9	89	2.3	18	0.10	0.37	1.3
45.6	3.3	28	0.9	44	0.10	0.08	1.2
42.6	6.6	63	2.6	50	0.20	0.32	1.4
27.1	4.1	81	1.2	46	0.18	0.16	0.5
5.4	0.6	13	0.5	26	0.04	0.06	1.2
31.1	3.2	62	1.5	24	0.05	0.17	1.1

炭水化物(g)	食物繊維総量(g)	カルシウム(mg)	鉄(mg)	ビタミンA(μg)	ビタミンB1(mg)	ビタミンB2(mg)	食塩相当量(g)
4.9	1.7	14	0.7	198	0.09	0.09	0.8
6.0	0.9	20	0.6	26	0.06	0.09	1.0
10.1	2.0	59	0.7	102	0.40	0.12	0.4
6.7	1.7	30	0.8	17	0.07	0.13	0.6
8.4	1.6	40	0.8	36	0.08	0.11	0.4
2.1	0.8	12	0.6	63	0.03	0.06	0.2
8.5	2.3	20	0.6	79	0.13	0.19	1.2
11.0	1.5	25	0.7	48	0.11	0.11	0.7
11.3	2.0	32	0.6	77	0.06	0.06	0.7
14.6	1.6	32	0.8	54	0.15	0.10	1.3
18.5	1.2	14	0.4	23	0.03	0.05	0.8

炭水化物(g)	食物繊維総量(g)	カルシウム(mg)	鉄(mg)	ビタミンA(μg)	ビタミンB1(mg)	ビタミンB2(mg)	食塩相当量(g)
1.6	0.9	9	1.1	5	0.10	0.07	0.4
1.1	0.1	17	0.3	26	0.12	0.07	0.4
1.7	0.4	18	1.0	34	0.02	0.10	0.8
4.5	2.2	10	0.5	11	0.08	0.19	0.4
3.6	1.2	29	0.5	54	0.10	0.06	1.3
3.4	0.9	25	0.4	35	0.03	0.03	0.7
4.9	0.5	12	0.7	17	0.04	0.05	0.6

PART 1

掲載ページ	レシピ名	糖質(g)	エネルギー(kcal)	たんぱく質(g)	脂質(g)
32	豆腐入り中華丼	25.6	221	10.2	7.2
33	卵のクッパ	31.6	261	12.2	7.6
34	鮮やかおかずのり巻き	52.2	388	14.7	10.2
35	モロヘイヤのねばねば丼	55.8	342	11.8	4.6
36	グリルバゲットとカッテージチーズ	15.8	114	3.3	3.6
37	ポテトサラダのオープンサンド	42.1	293	9.3	9.3
38	サラダチキンのにんじんサンドイッチ	31.7	239	12.8	5.9
39	エビのフォー風	3.4	52	4.7	0.2
40	糖質0麺のたらこクリームソース	4.1	143	7.7	9.0
41	ダイエット納豆そうめん	24.9	246	12.8	7.8
42	ナスとツナの冷やしそうめん	42.4	269	11.6	4.0
43	納豆とトマトのピリ辛パスタ	36.1	350	18.6	10.6
44	ベーコンとチーズ ドライトマトのチヂミ	23.0	226	8.1	9.9
45	チキンのチャイニーズタコス	4.8	182	8.4	7.0
46	梅と大葉 納豆のチヂミ	27.9	219	7.1	7.1

PART 2

掲載ページ	レシピ名	糖質(g)	エネルギー(kcal)	たんぱく質(g)	脂質(g)
48	鶏肉のソテーねぎみそソース	3.2	122	13.5	4.4
49	和風ロールキャベツ	5.1	105	7.9	4.9
50	オクラの肉巻きごま風味	8.2	258	11.5	18.4
51	鶏の豆乳スープ仕立て	5.0	83	8.3	2.3
52	レンコンのはさみピカタ	6.9	124	6.6	7.2
53	牛しゃぶとお野菜 オリーブオイルでさっぱりと	1.3	230	4.4	21.9
54	鶏肉とまいたけのスープ煮	6.2	113	12.9	3.4
55	鶏肉のスタミナ薬味がけ	9.5	117	15.5	1.3
56	ひき肉と根菜の常備菜	9.4	131	4.9	7.0
57	レタスと鶏の重ね蒸しトマトソース	13.0	147	13.2	2.1
58	ピリ辛そぼろの生春巻き	17.3	169	6.1	3.4

PART 3

掲載ページ	レシピ名	糖質(g)	エネルギー(kcal)	たんぱく質(g)	脂質(g)
60	アボカドとマグロのマヨマスタード	0.8	115	11.7	6.8
61	真鯛のカッテージチーズ焼き	1.0	111	10.1	6.9
62	マグロのスタミナ和え	1.4	88	10.8	3.9
63	ほたてときのこのガーリックソテー	2.4	85	8.8	4.5
64	ひらめの塩昆布和え	2.5	59	9.8	1.1
65	菜の花とイカのオイスターソース炒め	2.6	76	5.9	4.3
66	マグロカツおろしポン酢	4.5	148	13.1	8.0

本書掲載レシピの栄養成分一覧②

※すべて1人分で計算

炭水化物（g）	食物繊維総量（g）	カルシウム（mg）	鉄（mg）	ビタミンA（μg）	ビタミンB1（mg）	ビタミンB2（mg）	食塩相当量（g）
1.9	1.6	21	1.3	60	0.04	0.08	0.2
8.4	3.2	43	1.3	31	0.07	0.21	1.3
2.5	1.1	21	0.5	66	0.06	0.10	0.6
0.8	0.2	6	0.1	7	0.00	0.01	0.2
1.9	1.0	11	0.3	4	0.09	0.07	0.6
3.3	1.9	17	0.5	74	0.06	0.10	0.6
3.1	1.3	25	0.4	92	0.04	0.02	0.4
3.4	0.7	16	0.2	8	0.04	0.02	0.3
7.9	3.1	25	0.7	41	0.09	0.05	0.2
7.2	1.5	28	0.5	17	0.04	0.04	1.1
8.8	2.2	24	0.5	77	0.09	0.04	0.4
9.2	1.9	32	0.9	13	0.05	0.04	1.0
9.6	1.4	21	0.5	42	0.08	0.04	1.0
10.1	1.2	35	0.4	51	0.03	0.03	1.5
11.9	2.9	24	1.1	7	0.09	0.04	0.9

炭水化物（g）	食物繊維総量（g）	カルシウム（mg）	鉄（mg）	ビタミンA（μg）	ビタミンB1（mg）	ビタミンB2（mg）	食塩相当量（g）
3.4	2.0	16	0.5	20	0.05	0.07	0.4
3.2	0.7	7	0.2	26	0.02	0.01	0.1
3.9	1.2	53	0.6	23	0.03	0.03	0.8
3.9	0.9	13	0.5	18	0.04	0.06	0.5
5.9	2.2	52	0.6	47	0.06	0.08	0.1
2.8	1.4	12	0.2	5	0.03	0.04	0.1
6.4	2.7	57	0.6	198	0.04	0.07	0.8
3.5	1.5	22	0.5	23	0.07	0.07	0.1
5.7	2.0	21	0.4	11	0.05	0.05	0.9
4.9	1.0	22	0.2	19	0.02	0.01	0.0
5.0	1.5	25	0.9	18	0.09	0.07	0.5
4.5	1.8	10	0.3	7	0.05	0.07	0.2
5.6	0.8	10	0.4	45	0.04	0.05	1.4
7.1	1.9	87	1.5	51	0.13	0.12	0.5
7.9	1.8	58	0.8	37	0.06	0.09	0.3
6.8	1.2	15	0.3	40	0.04	0.03	0.1
9.1	1.5	26	0.3	291	0.05	0.04	0.2
12.6	3.0	52	0.5	297	0.05	0.08	0.1
8.6	2.4	23	0.4	56	0.07	0.03	0.5
12.0	1.5	33	0.8	29	0.12	0.03	0.6
14.3	1.3	36	0.6	1	0.03	0.01	0.9

PART 4

掲載ページ	レシピ名	糖質（g）	エネルギー（kcal）	たんぱく質（g）	脂質（g）
68	ブロッコリーとささみののり和え	0.3	40	5.2	1.8
69	サラダチキンのキムチサラダ	4.7	118	14.4	3.5
70	ささみの中華風ダイエットサラダ	1.5	89	15.4	1.8
71	きゅうりとタコのホワジャオ風味	0.6	43	3.4	3.2
72	たけのこのたらこ炒め	1.0	31	4.0	0.7
73	まいたけとツナ缶のごま酢和え	1.5	72	4.1	5.2
74	豆苗としらすの和えもの	1.9	27	3.2	0.3
75	イカとかぶ オレンジとディルのサラダ	2.8	78	4.2	5.2
76	じゃことブロッコリーのドライトマト和え	4.8	75	2.8	4.4
77	ツナとおろし大根のさっぱり和え	5.7	55	5.8	0.4
78	トマトの塩昆布サラダ	6.7	36	1.8	0.2
79	タコとレンコンの香味みそ和え	7.3	87	9.2	1.3
80	トマトとわかめのしょうがサラダ	8.2	83	2.0	4.5
81	プリーツレタスのもずく和え	8.9	48	2.0	0.2
82	ウドとイカのドライトマト和え	9.0	109	6.4	4.5

PART 5

掲載ページ	レシピ名	糖質（g）	エネルギー（kcal）	たんぱく質（g）	脂質（g）
84	ゴーヤとアボカドのサラダ	1.4	90	1.3	8.6
85	トマトのガスパチョ	2.5	23	0.5	1.1
86	大根と水菜のわさび酢和え	2.8	27	2.1	0.3
87	アスパラの玉みそ和え	3.1	30	1.6	0.9
88	夏野菜の香草パン粉焼き	3.8	68	3.1	4.0
89	焼きかぶとアボカド レモンミント和え	1.5	92	0.6	8.9
90	ニラのごま酢和え	3.7	60	3.9	2.5
91	春野菜のグリル	2.0	64	1.3	5.2
92	焼きナスさっぱり中華だれ	3.7	57	1.5	3.1
93	かぶのはちみつレモンサラダ	3.9	20	0.5	0.1
94	ミントと枝豆アスパラのサラダ	3.6	97	4.7	6.6
95	アボカドとグレープフルーツのハーブサラダ	2.7	96	1.1	8.8
96	ミニトマトの和風ジュレソース	4.9	28	2.1	0.1
97	ホワイトアスパラのごまみそ和え	5.2	95	4.2	5.7
98	夏野菜のカレーフリット	6.2	121	2.5	9.0
99	ミニトマトのハニーレモンマリネ	5.7	72	0.6	5.2
100	にんじんとオレンジのサラダ	7.6	75	4.1	2.5
101	根菜のフリット ハーブチーズ風味	9.7	120	2.2	6.9
102	さっぱり簡単トマトマリネ	6.3	128	1.1	10.3
103	シャキッと根菜サラダ	10.6	112	2.8	6.0
104	たたきレンコンの梅きんぴら	13.0	110	1.3	5.2

本書掲載レシピの栄養成分一覧③

※すべて1人分で計算

炭水化物 (g)	食物繊維総量 (g)	カルシウム (mg)	鉄 (mg)	ビタミンA (μg)	ビタミンB1 (mg)	ビタミンB2 (mg)	食塩相当量 (g)
4.7	2.4	97	1.2	34	0.08	0.10	0.6
5.6	2.1	34	0.4	221	0.08	0.11	0.6
7.1	3.5	19	0.9	17	0.09	0.17	0.6
6.8	3.5	50	1.1	37	0.13	0.11	1.2
7.7	3.2	16	0.5	8	0.12	0.17	0.6
9.2	3.4	46	1.3	179	0.12	0.16	0.6
4.9	1.1	2	0.4	1	0.06	0.04	0.4
6.9	4.0	52	1.4	1	0.14	0.09	0.7
3.6	2.1	61	1.3	123	0.09	0.09	0.6
3.1	1.1	59	0.9	50	0.11	0.06	1.2
7.7	2.2	74	1.2	17	0.12	0.11	0.2
7.6	1.2	69	1.1	6	0.10	0.04	1.4
10.9	2.1	18	0.4	19	0.05	0.03	0.6
11.9	2.8	105	1.8	8	0.13	0.07	0.5
7.5	2.7	49	0.7	1	0.02	0.01	0.6
8.7	6.1	26	0.7	41	0.02	0.12	1.4
10.5	0.7	74	0.8	88	0.07	0.15	0.1
7.5	0.7	74	0.4	43	0.05	0.06	0.4
14.0	6.1	100	2.5	79	0.12	0.41	0.4
10.1	1.6	15	0.7	1	0.06	0.03	0.5
11.6	2.5	16	0.5	172	0.04	0.04	0.1
11.0	2.4	19	0.6	27	0.09	0.03	0.2
10.0	0.7	40	0.3	24	0.05	0.03	0.2

炭水化物 (g)	食物繊維総量 (g)	カルシウム (mg)	鉄 (mg)	ビタミンA (μg)	ビタミンB1 (mg)	ビタミンB2 (mg)	食塩相当量 (g)
4.5	0.6	4	0.2	3	0.04	0.03	0.2
11.7	0.8	18	0.1	21	0.06	0.03	0.1
13.2	1.5	47	0.4	13	0.05	0.05	0.2
14.1	2.1	10	0.2	3	0.03	0.01	0.0
9.8	0.9	23	0.1	28	0.02	0.02	1.1
16.2	2.1	26	0.7	4	0.07	0.02	0.1
22.3	0.7	23	0.4	167	0.02	0.04	0.1
37.3	1.6	105	0.5	34	0.10	0.17	0.1

PART 6

掲載ページ	レシピ名	糖質（g）	エネルギー（kcal）	たんぱく質（g）	脂質（g）
106	水菜とえのきたけのポン酢和え	2.3	28	2.7	0.8
107	にんじんとエリンギのオイスター炒め	3.5	73	7.5	2.6
108	きのこと大豆のおかかサラダ	3.6	84	5.1	4.9
109	きゅうりとえのきのエスニックサラダ	3.3	45	2.8	2.2
110	エリンギとアスパラのねぎだれかけ	4.5	49	2.7	2.4
111	きのことほうれん草のみぞれ和え	5.8	75	3.8	3.4
112	えのきたけの梅肉和え	3.8	24	0.9	0.1
113	きのこの白和え	2.9	68	6.2	3.2
114	豆腐と豆苗のからし酢和え	1.6	80	5.7	4.9
115	サンチュと豆腐のスープ	2.0	106	5.0	8.3
116	お豆とモッツアレラ ミントのサラダ	5.6	149	8.3	9.3
117	オクラともずくのねばねばさっぱり豆腐	6.4	72	4.7	2.9
118	押し麦とスナップえんどうのサラダ	8.8	75	1.7	3.3
119	冷凍豆腐のケチャップ炒め	9.2	172	8.4	10.2
120	こんにゃくくるみみそ田楽	4.8	108	1.7	7.6
121	糖質 0 麺入り中華風サラダ	2.7	93	4.2	6.1
122	とうもろこしのクレームブリュレ	11.8	139	4.3	7.9
123	長いもの香草パン粉焼き	6.8	91	3.5	3.8
124	香味野菜のねばねばサラダ	7.9	190	11.4	10.4
125	たたき長いもとオリーブの梅肉 ドライトマト和え	8.6	76	1.5	3.6
126	かぼちゃのホットサラダ	9.1	79	1.0	3.3
127	長いものマリネ	8.7	96	2.1	5.4
128	焼きとろろのパルメザン風味	9.3	101	2.2	5.8

PART 7

掲載ページ	レシピ名	糖質（g）	エネルギー（kcal）	たんぱく質（g）	脂質（g）
130	チキンと焼きりんご	4.0	78	7.3	3.4
131	オレンジとグレープフルーツのカラフルゼリー	10.9	51	2.2	0.1
132	さつまいもとブルーベリーの冷製スープ	11.8	84	1.8	2.9
133	トレビス・紫キャベツ・ブルーベリーのスムージー	12.0	60	0.5	0.2
134	りんごのポタージュ	9.0	71	0.8	4.0
135	ヨーグルトとごま豆腐のきな粉かけ	14.1	136	6.8	5.3
136	マシュマロのムース かぼちゃソース添え	21.7	227	2.0	14.3
137	レモンバナナヨーグルト	35.8	177	4.5	2.7

Special Thanks!

今回ご協力いただいた方々

調理協力

出張料理 spazio gentile シェフ

高橋まなぶさん

糖質オフも、栄養価の制限のある日々の食事。大変なことも多いと思います。ハーブやスパイスで香りを大切にする料理を心がけることで、自然と塩分を減らすことができるようにも配慮しました。また、レシピを作る上で、スーパーなどで手に入りやすい食材選びを心がけています。私のレシピが、日々の食事で少しでもヒントになったら嬉しいです。

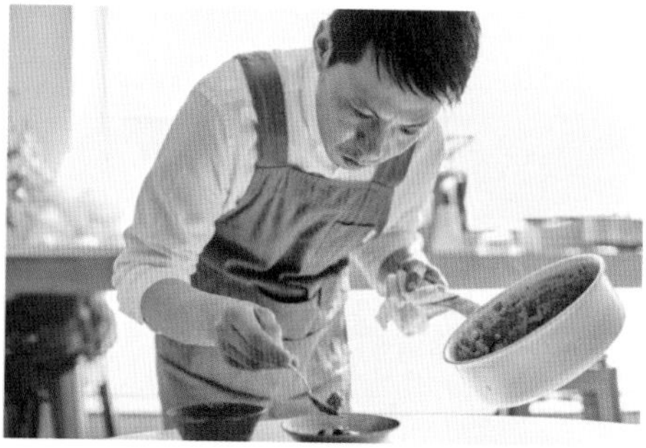

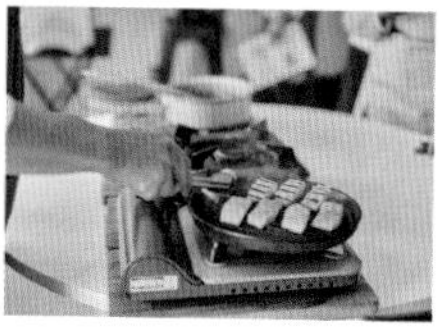

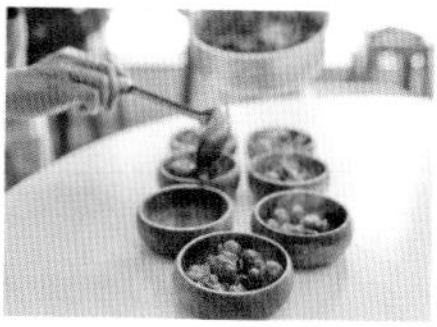

撮影協力

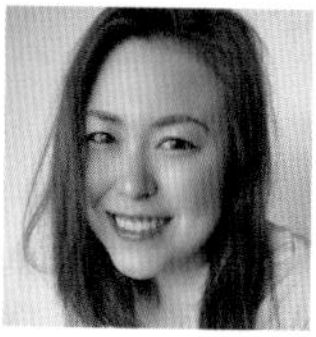

吉澤麻代さん

料理が趣味の二児の母です。食べることが大好きですが、いかに美味しそうに見えるか、盛り付けを工夫しました。私も勉強になるアイディアをたくさん教えていただき、料理の幅が広がったと思います。

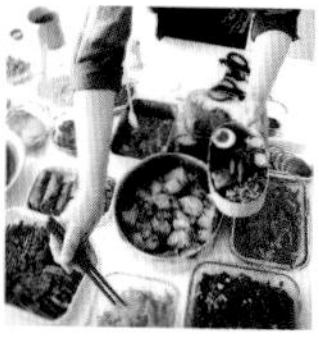

母熊さん（Instagram @rosso___ ）

それぞれのご事情による様々な制約の中で、少しでも美味しく召し上がっていただくために、手作りのぬくもりがある作家さんの器を使ったり、小ねぎや糸唐辛子を散らしたりして、目にも美味しく仕上げるよう心がけました。

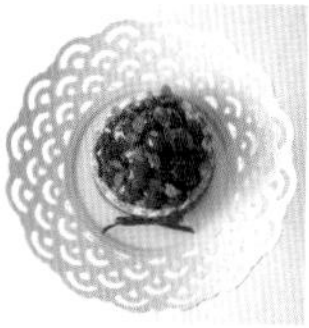

水野優さん（Instagram @yumiyum100 ）

毎回、素材を活かした味付けや調理方法に感動し、撮影しながら私自身も勉強になっています。ともすれば調味料は足し算しがちですが、「引く美味しさ」に目から鱗が落ちる感覚を何度となく味わいました。

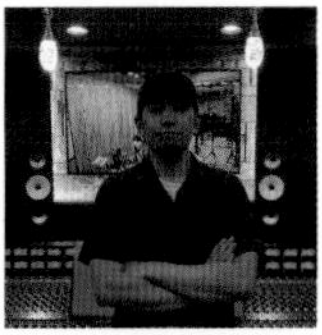

中賢二郎さん

レコーディングエンジニア／映像エディターです。皆さんに丁寧に作っていただいたレシピ・映像をよりわかりやすく、また楽しく観ていただけるように心がけております。僕でも簡単に作れる料理が多いのでぜひご覧ください。

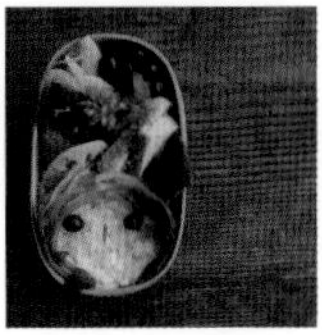

守山美紀さん

撮影を始めて、日々の食事作りでも塩分に頼らない調理法を意識するようになりました！　特に香味野菜やお酢の使い方がとても勉強になり、撮影を重ねるにつれ、自分の調理の引き出しが増えていくのを実感できました。

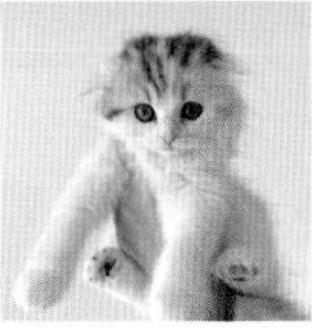

武末靖子さん（Instagram @momoichigo0515）

大阪在住で４人の子を持つママです。家族の健康を願い、笑顔で「美味しい！」と言ってもらえるように毎日ご飯を作っています。盛り付けはお料理に合う器を選び、高く盛ることで目で見ても食欲をそそるようにしています。

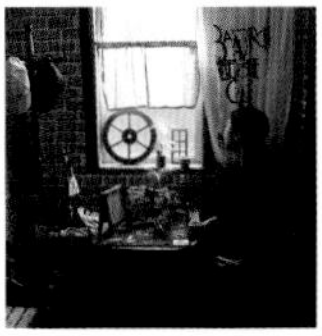

野崎智恵子さん

手順などわかりやすく、手に入りやすい食材でどなたでも簡単に挑戦できるレシピでした。撮影では「見た目鮮やかに」を基本に、カッティングボードや布巾なども使ってコーディネート。食欲が湧く演出を目指しました。

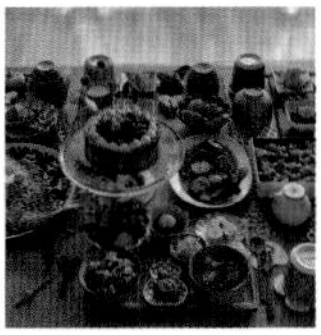

小林真理子さん（Instagram @mariko_lifestyle）

カラーコーディネーター／食育インストラクターです。夫と２人の子供が健康でいられるよう、日々の食卓、暮らし作りに励んでいます。本書掲載のレシピは作りやすく、調味料を減らす工夫があり、ゆる糖質オフの参考にしています。

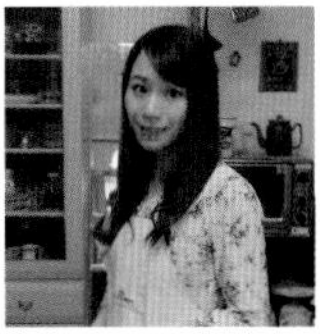

amiさん（Instagram @amikuma1219）

楽しく撮影に参加することができました。ぜひ多くの方に手に取っていただけたら幸いです。体にいい健康的な美味しいレシピがたくさん掲載されておりますので、ぜひ楽しみながら作ってみてくださいね。

おわりに

初めての出版の機会をいただきましたが、この度は本書を手に取ってお読みくださり、誠にありがとうございました。皆さまとつながれたことを、本当に嬉しく思います！

若々しく健康的できれいな体を保ちたいという想いは、誰もが持つ希望だと思います。でも、私たちも食べることが大好きなので、太っては痩せての繰り返し。しかも元々、古き良き日本人の体形。スラッとのびた手足に、くびれたウエスト…、スリムな体形にずっと憧れてきました。健康診断でも、油断するとすぐに思わぬ数値が出てしまいます。

そこで簡単に作れる美味しい食事で、理想の体に近づけたら幸せだろうなと思い、糖質オフレシピを考案してきました。私たちが考えた頑張りすぎない食事が、皆さまのダイエットや健康増進に少しでもお役に立てば嬉しいです。

本書付属のＱＲコードリンク先の「ほすぴたるｃｏｏｋｉｎｇ」では、糖質オフのレシピに加え、糖尿病や腎臓病などの食事制限をお持ちの方に向けたレシピも掲載しております。ぜひ、覗いてみてください。

今は人生１００年時代と言われていますが、より自分らしく生き生きと過ごせるように、これからも食事という面から、皆さまを応援していきたいと思います。

２０２０年10月　insta.sayaka（三好さやか）＆椎名希美

【著者紹介】

insta.sayaka 〈三好さやか（みよし・さやか）〉

●——札幌の不動産会社にて統括マネージャーとして勤務。3児を出産し退職してからはInstagramで人気を集め、フォロワーは32万人以上となる。特に料理の投稿に注目が集まり、「おうち料亭風」など独自のスタイルを次々と提案。その料理はもちろんテーブルコーディネートが好評を博す。

●——子供が喜ぶキャラ弁づくり、料理本の監修や料理動画の制作なども手掛け、テレビや新聞でも取り上げられる。近年は企業と連携して、商品開発や広告宣伝も行う。

Instagram : @insta.sayaka
Sayaka Hokkaido Channel : https://snaplist.jp/insta.sayaka

椎名　希美 （しいな・のぞみ）

●——札幌の救急病院に診療放射線技師として7年間勤務。その後、人材業界の大手広告会社で営業職を務める傍ら、MBA（経営管理学修士）を取得。北海道大学にて特任講師、小樽商科大学や札幌市立大学にて非常勤講師（戦略論・会計学・マーケティング等）も務めている。

●——三好さやかの実の妹であり、２人でKプロジェクトを設立・運営。「心と身体の“幸せ”を支え続ける」を企業理念とし、多くの人が健康でいられるように様々な活動を行う。健康レシピ開発のほか、被災地支援に向け特産品を活用した商品開発なども手掛けている。

【監 修】

社会医療法人 北海道恵愛会 札幌南一条病院

●——循環器・呼吸器の専門病院。糖尿病・腎臓病の診療に、特に定評がある。人口の密集する札幌の中心部にあり、多くの患者を受け入れてきた。栄養科では、栄養や料理の指導も積極的に行っている。

デザイン　ファンタグラフ（河南祐介、藤田真央、和田かのん）
校正　佐久間裕
協力　小島和子（NPO法人企画のたまご屋さん）

Insta.sayakaの
毎日《まいにち》作《つく》りたくなる！ 糖質《とうしつ》オフレシピ100

2020年10月20日　第１刷発行

著　者——三好さやか、椎名希美
発行者——齊藤　龍男
発行所——株式会社かんき出版
東京都千代田区麹町4-1-4 西脇ビル　〒102-0083
電話　営業部：03(3262)8011㈹　編集部：03(3262)8012㈹
FAX　03(3234)4421　振替　00100-2-62304
https://www.kanki-pub.co.jp/

印刷所——シナノ書籍印刷株式会社

 ISBN 978-4-7612-7513-6 C2077